U0278242

Right in the Middle

Selective Trunk Activity in the Treatment of
Adult Hemiplegia

不偏不倚

成人偏瘫康复治疗的
选择性躯干活动设计

[瑞士] 帕特里夏·M. 戴维斯 著
（Patricia M.Davies）

魏国荣 汪洁 主译

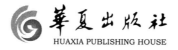

华夏出版社
HUAXIA PUBLISHING HOUSE

《不偏不倚：成人偏瘫康复治疗的选择性躯干活动设计》
著 译 者 名 单

作　　者　帕特里夏·M. 戴维斯（Patricia M. Davies）

作　　序　苏珊妮·克莱恩–冯格巴赫（Susanne Klein-Vogelbach）

主　　译　魏国荣　汪　洁

审　　阅　刘钦刚　史万英

译　　者　（以姓氏笔画为序）

王丽春　叶天鸣　史文欢　邢　政　刘钦刚

刘笑婴　孙姝阳　贡　瑾　杨　淼　何风英

汪　洁　贾子善　钱　敏　郭　威　黄力平

崔　洁　魏国荣

统　　稿　何风英

译 者 序

　　虽然从事偏瘫康复治疗工作多年，但当在工作中感到力不从心时，我仍然喜欢拿起这本书，仔细品味其中的真谛，并应用于实践。书中介绍的方法具有针对性、实用性，同时具有提高患者的兴趣、调动他们主动性的特点。它使患者在丰富多彩的活动中收到治疗效果。在多年的教学和临床工作中，我们一直把它作为蓝本，并向所有接触偏瘫患者的各方人士推荐。

　　为使更多的人受益，我们组织了具有丰富临床经验的康复专业人员将此书翻译成中文。在翻译过程中，我们遵循译文准确、通顺、易懂的原则，并且力求不失原文的风格。书名我们采用了"不偏不倚"这个成语，它不是医学术语，但原作者的意图是想强调在偏瘫的康复过程中既不应过多地利用健侧的代偿性运动，也不应单纯偏向患侧肢体的活动，而是强调躯干这一稳固中心的重要性。我们希望读者从书名中也能体会作者的这一观点。

　　《不偏不倚：成人偏瘫康复治疗的选择性躯干活动设计》（*Right in the Middle*）作为《循序渐进：偏瘫患者的全面康复治疗》（*Steps to Follow*）同一作者的姊妹篇专著，更深入地阐述了神经发育疗法在偏瘫康复中的应用，特别强调了躯干肌（核心稳定）的作用。

　　《循序渐进》的主译者刘钦刚主任对本书的出版倾注了很多心血，对译稿进行了通篇审校。相信刘主任对原作者思路的理解可以减少译者在理解上的偏颇，使读者可以更精准地得到原著的精髓。我们还有幸请到神经科专家史万英主任医师审阅本书，她丰富的临床经验以及对中枢神经系统损伤的理解，使译文的语言得到了更准确的表达。

　　本书得以翻译成中文，早在1997年就得到香港复康会的贝维斯（Sheila Purves）夫人的推荐，以及河北省人民医院已故曲镭教授的鼓励，对他们的积极支持我们心存感激。

　　由于译者水平所限，译文难免有失准确之处，敬请读者批评指正。

魏国荣

2015年8月，于石家庄

序

　　这是帕特里夏·M.戴维斯（Patricia M. Davies）撰写的第二部关于偏瘫训练的著作。它有什么特点？是什么使它如此与众不同？可以说，这是一本能让治疗师在实际工作中真正运用这些技术的书。作为治疗师，我们需要这样的书，我们一定会对它感兴趣。

　　就像一本好的烹饪书，需要有一些必要的烹饪知识，但是，要领会高超的烹饪奥秘，那些漂亮的理论性的论述就没有多大帮助了。在实际工作中，只是说"你必须要有正确的手法"显得毫无用处。许多书籍令人失望，就是因为读者学不到如何将理论应用于实践，因为作者没有把真正的奥秘展现给读者。或许有些厨师并不真正想让徒弟"烤出一个好蛋糕"。

　　这本书则另当别论。第一部分理论回顾，第1章"正常躯干——进化与解剖结构"，向读者介绍了骨盆、胸廓、头部正常发育的解剖关系。第2章"躯干控制"，介绍各相关部位运动的肌肉控制。在"功能性运动力学"这一部分，描述了不同类型的肌肉活动，并指出肌肉抗重力收缩的重要性。第3章"偏瘫躯干选择性活动丧失的有关问题"，帕特里夏·M.戴维斯介绍了治疗偏瘫的最新的重要观念，即必须重新获得骨盆、胸廓、头部的选择性肌肉控制。因此，恰当地冠名为"不偏不倚"（*Right in the Middle*）。

　　在介绍理论部分之后，第二部分系统地、整体地介绍治疗活动，描述了卧位、由卧位到坐位的转换、坐位、由坐位到站立位的转换和站立位的活动。在第二部分结束之前，还介绍了行走和治疗球活动，为的是帮助平衡再训练。一位优秀的治疗师是非常善于行动的。书中详细、系统地设计并描述了治疗活动，使读者产生一种跃跃欲试、立即开始工作的冲动。

　　书中许多照片展示了帕特里夏·M.戴维斯和患者之间的密切关系。尽管偏瘫造成的功能障碍很明显，但是，通过患者与治疗师的通力合作，任何无望的感觉统统被强烈的期盼驱赶得烟消云散。治疗的氛围是积极向上的，患者有尊严地参与到康复治疗活动中。

　　令人感到惊奇和有趣的是，儿童不同阶段的正常运动发育过程和运动模式可以重新出现在偏瘫患者身上，但它是病理性的运动模式。

　　现在讲一句我与帕特里夏·M.戴维斯的关系。在合作过程中，我们双方达成了许多新的共识。

　　功能性运动力学研究健康人的运动，并尝试通过不同强度的省力活动找到正常运动的关键。我们对通过知觉促进运动的理解越深刻，对病理性运动与正常运动之间的差别就看得越清楚。每一种疾病都是健康的一个缺陷，这一观念是应用功能性运动力学进行治疗的基础。

作为在神经系统疾病康复领域具有丰富经验的治疗师，帕特里夏·M.戴维斯有自己独特的视角。对患者进行治疗的丰富经历使她学会把疾病看作是健康的不足。通过研究肢体的病理运动现象，她认识到患者躯干的问题会以肢体的异常运动表现出来。肢体的功能性活动是以躯干有利的功能性活动为基础的。

尽管思路不同，但殊途同归。我们能够互相学习，但决不会成为对手。本书希望揭示正常运动的奥妙，它是献给工作在物理治疗不同领域的全体同仁的一份礼物，也是献给功能性运动力学的一份礼物。

苏珊妮·克莱恩 – 冯格巴赫（S.Klein–Vogelbach）

1990 年 3 月，于瑞士伯特明根（Bottmingen）

前　言

　　这本书是我五年多对不幸患有偏瘫的患者治疗经验的结晶。它包括近期观察资料、新的治疗观念与进展。我相信，它将引导我们更好地认识偏瘫，并使康复更加成功。

　　在完成我的前一部书《循序渐进：偏瘫患者的全面康复治疗》（Steps to Follow）之后，我便处于一种满足的状态。我要给很多患者做治疗，我是偏瘫教科书的作者，我的课程排得满满的。然而，现实不允许我满足。患者决不满足，他们继续来接受治疗，希望获得更多的行动自由，速度更快、更灵活，不需要费很多气力就能够行走。他们期望患侧手有机会重新获得一些功能，不必用痉挛的上肢抬起手，因为，这使他们注意到自己的功能障碍，而不是他们所具有的能力。他们的期望激励着我，于是我开始着手撰写我所发现的和正在给患者实施的治疗方法，一些方法显然较其他方法更有效。

　　我的成果就是这本新书《不偏不倚》（Right in the Middle）。它并不取代《循序渐进》，而是增添了新的内容，并引向深入。在前一本书中介绍的肢体重获选择性活动的技术，应该全部包括在准备功能性活动的治疗过程中。有些活动，尤其是与训练平衡反应有关的活动，在书中有重复，但增加了深度，并注重了选择性躯干活动，例如，坐位侧向重心转移时的平衡反应。

　　使用这本书和书中叙述的活动时，也不要忘记其他作者的重要观点，应该彼此结合，用于患者的评价与治疗。正如 Bobath 常说的："你对患者所做的是否正确。对该问题的唯一答案是，患者对你所做的活动的反应如何。"当然，痉挛的表现就是晴雨表，它可以提示治疗师：患者是否用力过度，活动是否太难，或给患者的帮助是否太少。

　　Klein-Vogelbach 教导我们认真观察和运动分析的重要性，是很有说服力的。她向我们证明，即使是最小的偏差也能完全改变肌肉的活动。

　　Maitland（1986）提倡在治疗期间，不论患者的治疗是否取得进步，都要经常不断地对他们进行检查。治疗师一定要收集那些能使患者改善的"主观的和客观的发现"。在评价时，记录那些引起疼痛的运动和运动受限的情况。治疗后再重新评价这些运动，注意运动范围有无改变、不适的程度以及疼痛与运动范围的关系。"用明显的大星号为这些主要评价发现做标记，不仅强调某些问题，而且使再次评估更快、更容易、更完整，因此更有价值"。

　　对偏瘫患者进行治疗时，建议治疗师使用相似的方法，但要注意评价特定运动的质量或目前想改善的功能。Maitland 的"砖墙概念"（brick wall concept）也非常适用，即 X 线检查结果和临床诊断可能影响治疗，但事实上，症状和体征的表现会引导治疗师该做什么。对成人偏瘫的治疗，使用"发现问题—寻找解决的方法"的思路来改善患者的功能性活动，通过改善目前的症状，提高运动质量。若能尽量研究患者的问题，不仅能增加治疗师的专业知识，也能加深治疗师对疾病与治疗效果的理解。

本书中插图列举的患者处于康复的不同阶段。脑卒中、脑动脉瘤、脑肿瘤和脑外伤使他们成为偏瘫患者。他们的年龄范围从 15 岁到 75 岁，但是年龄并不会使其康复有多少差别（Adler et al. 1980）。为了简明起见，在叙述评价与治疗时，使用"健侧"、"偏瘫侧"和"患侧"这些术语。但是不要忘记，对正常运动来讲，身体的两侧是相互依赖的。病变是中枢性的，因此身体两侧都会在不同程度上受到影响（Brodal 1973）。

书中用男性人称"他"代表患者，用女性人称"她"代表治疗师。在插图说明中，用相应人称。一些患者左侧偏瘫，另一些患者右侧偏瘫，书中明确标明患侧。

本书意在用于临床实践，其活动应该试做、积累并改进。治疗从来不是静止的，而应根据患者的需要把治疗一步步地推向深入。

治疗期间要尽力使患者达到所谓的"流动状态"。Csikszentmihalyi 把它概括为，"个人跨越了明显的自身的限制"的状态（新闻周刊 1986 年 6 月 2 日）。当从事的活动与个人的能力相匹配时，即处于这种流动状态。当挑战超出技能时，会产生焦虑，如果技能超过了挑战，产生厌烦。当技能与挑战势均力敌时，治疗则变得更刺激、更有趣、更富有成效，患者就不会被说成"缺乏主动性"。

Barthel 指数（Barthel Index，Mahoney & Barthel 1965）可能是以研究为目的、应用最广泛的评价日常生活活动的量表（Wade & Langton Hewer 1987）。虽然它对评价患者独立进行基本的自我照顾的能力可能是有用的，但是正如以前的建议，绝不能把它作为停止治疗的依据。生活的内涵远比 100% Barthel 指数包含的大得多！

应用本书所描述的治疗方法，患者的能力将长期不断地得到改善。只要患者的能力在改善，治疗就要不间断，以便不断地改善患者的生活质量，使其不至于被限制在家中。

帕特里夏·M. 戴维斯（Patricia M. Davies）

1990 年 4 月，于瑞士巴德拉格斯（Bad Ragaz）

致 谢

如果我没有特别荣幸地遇到 Karel 和 Bertie Bobath，并向他们学习，就不会撰写这本书。他们的理念在过去的 20 年里得到了发展，并奠定了我的著作基础。他们对遍布世界的偏瘫患者做出了巨大的贡献，我对此心存无限感激。

我还要感谢国际 Bobath 讲师协会的成员。当我第一次把选择性躯干活动方面的成果拿到 1987 年第三届国际会议上发表时，他们给了我积极的反馈。他们积极认可的态度鼓舞着我完成这本书。我与他们始终保持联系，交换看法，并不断地得到鼓励。

我特别要感谢 Susanne Klein-Vogelbach，她使我能用新的视角观察躯干，使我能够进一步认识错综复杂的腹肌和它们的功能。本书描述的许多活动都是以她独特的见解为基础写成的。她能为本书作序我感到非常荣幸。

我非常感谢 Jürg Kesselring 为我修改手稿，并鞭策我，直到把书完成。我还要感谢他的秘书 Anni Guntli，她把混乱的手稿整理得井井有条，以及 Evi Nigg，利用她的业余时间打印出前几章书稿。

Herta Göler 放弃休假，和我一起讨论某些疑点，整理了大量的参考文献，还承担了巨大的翻译工作，把本书译成德文，我对她深表谢意。

我还要感谢 Urban Diethelm，他为我提供部分参考书和文献，并提供了 X 线影像及图解；感谢 Marianne Brune 花了一个周末整理照片，把它们编号排序。

我对那些到摄影室配合我工作的孩子们和他们的父母表示感谢。有了他们的支持，才使书中的图解得以进行对照。

我要特别感谢那些从不放弃的患者，他们鼓舞着我继续寻找新的答案。我尤其要感谢那些自愿花费很多时间到摄影室拍摄照片的患者和他们的同伴。没有他们的帮助，这本书将是乏味的论述，缺少照片能提供的简明效果。

我还要向施普林格出版公司（Springer-Verlag）的全体工作人员表示我的谢意。在我长时间撰写此书的过程中，他们自始至终地帮助我、鼓励我，使我的工作得以顺利完成。我还要对他们出色的编辑和出版工作表示感谢。特别要感谢 Bernhard Lewerich，他给了我许多指导和鼓励，还有他的助手 Marga Botsch，在许多方面为我减轻了负担。

我深切地感谢我的朋友也是伙伴 Gisela Rolf，在长期的写作期间，她慷慨地支持我。她总是随时和我分享她的想法，提出有价值的建议，做出积极的批评，承担了大量日常的琐碎工作，使我能够有时间坐下来写作。

目　录

引　言

我们不断前行
他的健康就是我的牵挂
不必承受负担
我们会一起到达彼岸……

在偏瘫患者的康复过程中，选择性躯干活动的重要性被大大地低估了。选择性躯干活动的缺失甚至还没有被人们充分地认识到。翻开近期有关偏瘫的文献，我发现只有少量有关躯干肌的资料，且占很小的百分比，而根本见不到选择性躯干活动的文献。

经华盛顿国会图书馆计算机检索，在过去的 20 年间共发表了 5000 篇关于偏瘫的文章。但是当偏瘫与腹肌、躯干肌、躯干活动联合检索时，计算机始终显示搜索结果为零。

有许多关于运动功能恢复的文章，但仅涉及上、下肢肌肉。许多描述肩痛、吊带、夹板以及行走辅助器，甚至涉及步态的文献，也只字不提躯干肌。Badke 和 Duncan（1983）在站立位姿势调整时快速运动反应模式的研究中，也只描述了髋、膝、踝的肌肉活动。同样，Hockermann 等（1984）在偏瘫患者平台训练与体位稳定性研究中，甚至明确地认识到接受活动平台训练的患者功能改善是由于活动平台增加了躯干肌的活动，但是，他们仍没有对躯干肌进行深入的研究。

令人难以理解的是，为什么人们如此忽视躯干，不仅在文献中，在不同的康复方法介绍中躯干肌都被冷落。也就是说，身体的最大部分，也是中心部分，几乎被完全忽视了。在过去的 25 年里，我几乎专门与神经损伤的患者打交道，我也没有观察、理解这个基础部位的问题。我的第一份工作是在英国的斯托克曼德维（Stoke Mandeville）国家脊髓损伤中心，在外伤造成的四肢瘫与截瘫领域 8 年的工作期间，我们明显地注意到躯干肌的重要性，特别是腹肌。但是，偏瘫患者的问题远比脊髓损伤引起的问题复杂得多。

由于脊髓损伤平面的不同，患者或有或无腹肌活动，同一神经支配的其他肌肉也会有瘫痪，此时，治疗师要遵循 Ludwig Guttmann 爵士讲授的原则，学会在患者无帮助下不能咳嗽时帮助他，用加强背阔肌的方法替代其他躯干肌。Bromley（1976）和 Rolf 等（1973）在他们编写的附有清晰插图的著作中全面介绍了这些方法。

由躯干肌活动丧失引起的问题并不难理解，因为屈肌瘫痪与伸肌瘫痪之间存在一个平衡。而且，因脊髓水平的反射性活动，甚至在明显的感觉丧失平面，肌肉也存在一定的反射性张力。

在随后的岁月里，我对脑损伤患者所面临的问题越来越感兴趣，开始进一步学习有关知识和治疗技术。在过去的 20 年里，我一直从事着这项工作，治疗各种上运动神经元损伤的患者，尤其是脑损伤患者，并寻找提高治疗效果的方法。现在想想令人惊讶的是，在为神经系统疾病的患者进行治疗的那些年，除了认真评价和分析患者的运动，我竟用了如此长的时间才认识到，关键问题竟是选择性躯干活动的丧失。

这并不是说我如此忽视躯干问题。我花了 6 个月的时间，在美国加利福尼亚州的瓦列霍（Vallejo）跟 Margaret Knott 学习本体感觉神经肌肉促通技术（PNF），用了很多时间练习加强躯干肌的模式，包括加强腰方肌的训练。然而，PNF 模式是躯干屈肌或伸肌的共同运动模式（Knott & Voss 1960），而不是选择性的，通常与下肢、上肢或颈部联合起来，做相同的活动。

不久以后，我在伦敦 Bobath 中心参加了一个脑瘫儿童神经发育训练课程。最后两个月，我与 Karel 和 Bertha Bobath 一起工作。根据 Bobath 理念，强调躯干及其旋转是降低肌张力的关键，在张力过高时，通过运动身体近端以抑制远端的痉挛。

后来，我在伦敦皇家学院附属医院工作，随后的 12 年在瑞典继续对上运动神经元损伤的患者进行治疗，尤其是偏瘫患者。终于，大约在 5 年前，我明白了为什么我的患者不能获得更大的运动自由。我对选择性躯干活动没有如同对待上下肢选择性活动给予相同的关注。这并非突发灵感，而是经历了一系列的事情并与其他治疗师交换意见，才使这个问题逐渐明朗起来。由于我对"倾斜综合征"（Pusher Syndrome, Davies 1985）的兴趣，我已经认识到患侧腹肌张力和活动的丧失及其对运动和平衡的影响。

为达到治疗的目的，我要求患者适当着装，穿泳装或运动短裤，便于我观察到他们身体中心的位置，以及患者移动时身体中心是如何运动的。于是，我开始研究自己的身体中心，作为日常生活活动的参照点，我发现我对躯干的正常活动几乎一无所知。Joan Mohr 从美国来到瑞士巴德拉格斯讲授成人偏瘫治疗的高级课程（Bobath 理念）。作为她的助手，我看到她治疗患者时使用不同的方法激活躯干肌，包括在活动的治疗球上的平衡。这大大激发了我的兴趣，但我并不感到十分满意，因为躯干本身以及躯干与肢体间的选择性活动太少。也许 Joan Mohr 在我学习过程中的主要贡献是她对普通婴儿躯干活动发育的描述，即伸肌控制先于屈肌控制，以及最终躯干旋转都是依赖于此的（Mohr 1984，1985，1987）。

最近几年，我得到的最后一个启示来自 Susanne Klein-Vogelbach 博士。她是一位才华横溢的物理治疗师。早在 1963 年她已在慕尼黑授课，讲授关于身体中心的稳定，以及作为运动再训练的起始点，特别是偏瘫问题有关的必要的适应性支撑机制，这部分内容在同年发表（Klein-Vogelbach 1963）。从 1977 年起，我通过个别讨论、参加一个为期 4 周的课程、看她写的书、听她的讲座，继续向她学习，尤其是通过看她给我的患者做治疗。

通过不断地治疗偏瘫患者，我还认识到，选择性躯干活动的丧失也是四肢分离活动能力的丧失。例如，当下部躯干需要屈肌活动时，患者不能伸髋；或者，当髋关节屈曲时，不能伸展下部躯干。此外，我开始认识到，只有充分地稳定胸廓，腹肌才能发挥最佳的作用，这些肌肉几乎为所有的正常省力运动提供了坚实的基础。

　　尽管躯干具有十分重要的意义，但是在各种康复程序中，它的作用在一定程度上被忽视了。为什么在偏瘫患者的治疗中如此不重视重新获得选择性躯干活动，为什么不观察腹肌张力和腹肌活动的丧失，有下面几种可能的解释：

　　1. 大多数治疗师在治疗时，未能让患者尽量脱去多余的衣裤。因此，注意不到肌肉活动的丧失，以及患者用来代偿丧失活动的替代运动。在我访问过的许多医院和康复中心，患者在接受治疗时通常穿一身运动服或普通服装，有时把裤腿卷起，只露出膝关节。患者常穿衬衫或套头衫，根本就看不到躯干肌，特别是身体前面的肌肉，尤其是患者以脊柱后凸的体位坐或站时，上衣宽松地盖住了他们的胸腹部。

　　2. 出现代偿或替代性运动的可能性太多了，因为涉及许多关节，而这些部位的肌群又极其复杂。极小的重心转移，或许不到 1cm 的向一侧、向前或向后就能改变从屈肌到伸肌甚至是髋部的肌肉活动。

　　3. 腹肌活动是多种多样的，而且比较隐匿，有时不能直接观察到。它不像肘屈肌或膝伸肌，当这些部位运动或阻碍身体远端部位的运动时，可以观察到明显的肌肉活动。因此，总的来说，治疗师和康复小组并没有完全认识到腹肌的微妙作用。相反，他们只把注意力集中在力学上更简单的肢体运动肌肉，活动时这些肌肉更容易被观察到。

　　与全身大部分肌肉不同的是，腹肌不仅可以整体地也可以部分地选择性收缩或延长。腹肌具有稳定器的作用，它们不断地调节，其长度或张力的变化是不能直接观察到的。

　　4. 文献有限，除非文献中提供各躯干肌的解剖描述，否则对治疗师没有什么帮助。甚至像经典的教科书《格氏（Gray）解剖学》，对腹肌运动的解释也过于简单，不够具体（Williams & Warwick 1980）。

　　5. 40 多年来，Bobath 一直教导我们，抑制偏瘫患者的痉挛或肌张力过高是非常重要的，是重新获得正常运动模式的关键。尽管 Bertha Bobath 本人强调对每个患者单独评价的必要性，然而，许多治疗师已经习惯于只看到偏瘫患侧躯干因肌痉挛的牵拉而缩短，而软瘫可以是另外一个问题。但是，多数情况下，经认真检查可以发现下部躯干事实上太长，即肌张力过低。患侧躯干明显缩短通常归因于下列原因之一：

　　– 提肩带肌活动性差，也许是肌张力太低，以及肩下垂。

　　– 降肩胛肌痉挛，使肩胛带被拉向下。

　　– 在坐位活动或站立位活动时，患者用力抬高健侧肩，保持向上的体位以抵抗重力，造成躯干对侧缩短。

　　– 患者不能或害怕用患侧腿持重。站立时，把重心移向健侧，为保持平衡，躯干对侧缩短。

　　– 持重时因患侧腿选择性伸肌活动丧失，造成足跖屈。跖屈足触地将同侧骨盆向上推。

　　– 在行走的支撑相，患侧髋外展肌不能控制骨盆侧移。髋内收，患侧反应性缩短。

　　– 为了让患侧腿向前迈步，患者以共同运动模式屈曲整个下肢。骨盆上抬，其抬高是下肢屈肌共同运动模式的一部分。

　　不论对躯干相对忽略的原因是什么，重要的是再训练和再获得选择性躯干活动。独立于肢体活动的躯干活动应是偏瘫患者康复程序的一个组成部分。我把本书中的这些活动和观点结合到患者的治疗程序中，取得了令人惊异的成果。一些患者行走时为了保持平衡，多年依赖手杖，经过相对短期的强化训练，他们主动扔掉手杖。他们自由行走不再害怕，因为他们感觉到行走的稳定性增加了。其他患者能够以较正常的速度行走，比以前的速度快得多，这对他们的家属是极大的宽慰。一些只能以原始的共同运动模式移动上肢的患者，经过数月甚至数年的治疗已重新获得手前伸、用手操作的能力。

讲授选择性躯干活动时，以下几点尤须注意：

1. 注意细节。治疗成功的要素是准确地执行治疗活动。正如前面提到的，患者以应付性的运动替代正常运动的可能性很大，所以治疗师有责任让患者正确地完成运动。患者自身越是费力地运动，他越可能被迫使用代偿机制。由于患者渴望遵循治疗师的指示并取得成功，他通过过度活动健侧或运用早期出现的躯干伸肌来加强运动。指导正确完成各种活动的原则是治疗师对患者的要求要少，如此会收获更多。

2. 运动不要过度用力。"学习新事物的关键往往在于避免多余的反应，这能引导人们发现正确的用力方式"（Gelb 1987）。"不要过度努力，但决不放弃"，Gelb 把这一悖论看作是 Alexander 技术的核心，这对治疗师和患者来说，是非常好的格言。

治疗师用手支持患者的方式，应以患者不过度用力运动为度。

3. 使肌张力正常。遵照 Bobath 理念的原则，在促进主动运动之前，必须使肌张力正常化。如果张力过高，治疗师要首先抑制痉挛，直到治疗师按照运动顺序活动患者身体或躯体的某一部分感到没有阻力时为止。如果肌张力太低，增加肌张力时要小心，否则患者会过度用力或使用代偿机制完成要求的活动，比如，由坐位到站立位时，患者以抬肩、伸颈来代偿下肢的伸展不足，结果往往增加了肢体远端的肌张力。

4. 言语交流。通过治疗师的手引导患者运动的方向，让患者与她一起做该运动，治疗师要避免使用冗长而又含糊不清的言语指导运动。言语指令应尽量少，说话的声音应以使患者运动时省力、协调为度。治疗师使用的词汇也能影响运动质量，并可减少替代肌群过度活动的量。治疗师通过让患者改变活动方式，能够显著地影响患者的反应。例如，治疗师希望坐着的患者保持上肢向前，让他的手顶住治疗师的手，肘关节伸展。如果治疗师使用这样的指令"顶着我的手推"，患者髋部会向前倾斜，用颈、背伸肌努力执行要求的活动。通过患者的手顶住治疗师的手，应先采取恰当的体位，然后平静地说，"保持在这儿，肩向前"，通过腹肌和肘伸肌的活动，躯干的稳定性会立即得到改善。

5. 控制体重。患者的体重不应超重是很重要的。如果已经超重，治疗师应提供帮助并鼓励他减轻体重。Caix 等（1984）发现，在正常人中，肥胖与腹肌活动明显相关。"还可以看到，肥胖者腹壁的紧张度和做各种姿势的能力明显减退，就运动而言，实际能力等于零"（Caix et al. 1984）。肥胖还可以造成血压升高，增加再发脑卒中的危险性（Truswell 1986）。从仪表上看，减轻体重，或维持正常的体重，患者会很享受改变的形象，以及又能穿流行服装的状态。

要想在所有的活动和所有的场合改善上肢功能、提高行走质量和平衡能力，只能通过改善选择性躯干活动，特别是腹肌的选择性活动，才能实现。我相信治疗成功的关键在于重新获得适当的躯干稳定性和躯干各部位分离运动的能力。

第一篇

理论回顾

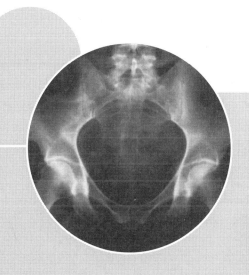

第*1*章
正常躯干——进化与解剖结构

　　自从人类采取直立姿势，并开始用双腿取代四肢行走之后，就需要复杂的伸肌组织抗重力以保持身体的直立姿势。脊柱以新的形式承受由不同的重量分布和肌肉张力所形成的力。由于双下肢所提供的支撑面非常窄，因此需要一个复杂的平衡反应系统，躯干自然构成了这一反应机制的基础。

　　双手从持重和保持平衡的功能中解放出来，在活动中变得越来越灵活，而躯干必须提供灵活和稳定的支撑，以便在各种技巧活动中使双手处于任何所需的位置。

　　为减轻双下肢站立及行走时躯干承受的负荷，下部脊椎融合形成楔形的骶骨，嵌在左右两髂骨之间，骶骨下方四块退化的尾椎融合形成一块三角形尾骨。

　　骶骨与髂骨联结，这一牢固的骨带结构可以承受来自体重动态的压力和强壮肌肉的拉力（图 1-1）。活动度很小的骶髂关节原本就非常牢固，强壮的韧带使其更加稳固。这些固有的稳定结构主要与头、躯干和上肢的重量传递到双下肢有关。骨盆也是躯干和下肢强壮的肌肉组织的附着点。

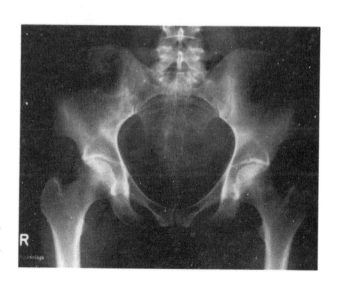

图 1-1　正常骨盆的 X 线影像。结实的骨盆结构承受压力，为强壮的肌肉提供稳定的附着点。

　　骨盆带作为一个整体，成为直立姿势时躯干运动长杠杆的稳定基础。躯干和上肢之间的连接则不同，因为肩胛骨"靠肌肉悬挂而附着在那里"（Williams & Warwick 1980）（图1-2），以便于手在抓握时有很大的活动范围。

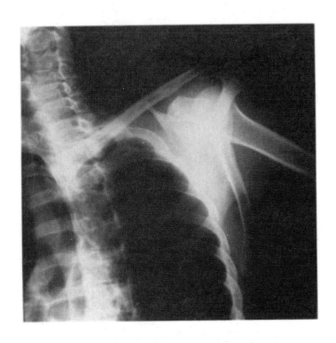

图1-2　正常肩带的X线影像。由于肩胛骨可自由活动，使手在完成各种技巧活动时能达到各种位置。

　　肩胛骨与手有非常密切的关系，它使手从儿童时期起就能探索和体验周围的环境。正如 Middendorf（1987）所述，肩胛骨仿佛是我们内部的手，就外观而论，其形状和大小在解剖学上与外部的手相似（图1-3）。为使肩关节有一个较自由的活动范围，肩胛骨的朝向已经发生了改变，其关节盂朝向更外侧。

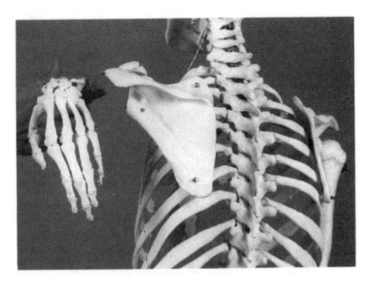

图1-3　从解剖学上看，手和肩胛骨的形状与大小相似。

随着肩部结构的这种重组，胸廓的形状也随之发生变化。其横径大，但不像四足动物那样矢状径大。与骨盆带不同，肩带与脊柱没有直接连接的关节，而是依靠复杂的肌肉活动对运动中的上肢提供必要的支持（图1-4）。

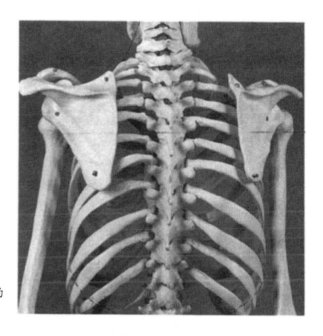

图1-4　肩带与脊柱没有直接的连接。复杂的肌肉活动支持运动的上肢。

《格氏（Gray）解剖学》中对这两个骨带进行了清楚的比较，如下表（表1-1）。

表1-1　《格氏（Gray）解剖学》中肩带与骨盆带的比较

肩带	骨盆带
皮肤的和软骨内的	完全软骨内的
两个部分，锁骨和肩胛骨，彼此独立	三个部分，髂骨、耻骨和坐骨，三者融合构成髋骨
与脊柱无联结	与骶骨形成关节
腹侧无直接联结（锁骨仅靠锁骨间韧带联结）	腹侧在耻骨联合处直接联结
锁骨和中轴骨（胸骨）的关节相对较小，可活动，位于腹侧	髋骨与中轴骨（骶骨）的关节相对较大，几乎不能活动，位于背侧
比较轻巧，便于活动	结构结实，以利于承受压力而不是活动性
缓冲推力	在脊椎与下肢之间传递冲击力
与上肢形成浅关节，关节活动范围大	与下肢形成深关节，限制关节活动范围

位于肩带和骨盆带之间的是躯干这一柔韧的长杠杆。显然，若没有稳定的中心支撑，上肢肌群就没有稳固的附着点。下肢也是一样，当一侧下肢抬起时，需上部的结构来稳定骨盆。同样，由于颈部肌肉也附着在躯干上部，当躯干不稳定时，也不能抵抗重力以支撑头部的重量。

一、脊柱

一系列短杠杆联结在一起构成脊柱，这种结构可使躯干进行各种运动。椎体通过纤维韧带性的椎间盘互相牢固地联结在一起，形成一个连续的柔韧的脊柱，支撑头部、上肢和躯干的重量。这种机械性的排列本身是不稳固的，有赖于复杂的肌肉活动来控制相关的各个椎体间关节的运动。

（一）脊柱的运动

两个相联结的椎骨间的关节活动度相对很小，这是因为受椎间盘的可变程度的限制及椎骨本身关节面形状的限制。但脊柱作为一个整体，整个脊柱的这些微小运动加起来，就有了相当大的关节活动度。

脊柱可前屈、后伸、侧屈和旋转，但正如 Grieve（1981）所述："纯粹在一个平面上的运动或许不存在。"尽管在大量的可能的节段性运动中有相当大的个体差异，但他还是在收集了大量的资料后，描述了其平均活动（图 1-5，1-6）。胸椎的活动度远较脊柱的其他部位更小，所以对呼吸的影响减少到最小。胸椎运动受限不仅与胸椎及其关节的形状有关，也源于胸廓形成的限制。

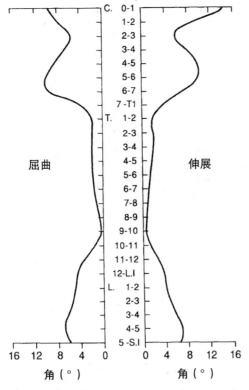

图 1-5 脊柱节段性运动的平均活动度：屈曲和伸展（Grieve 1981）。

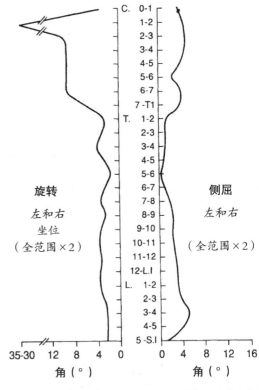

图 1-6 脊柱节段性运动的平均活动度：旋转和侧屈（Grieve 1981）。胸椎的旋转自由度可使双手置于中线两侧多种功能位置。

尽管有肋骨的附着，但轴向的旋转却非常自由，每一侧的正常旋转范围为 60°～80°（Dvorak 1983），这远远超过腰椎的可旋转范围。双手如果要达到功能活动所需的适当位置，胸椎这样的旋转自由度是必需的。

临床上，当脊柱完全伸展时，其胸段的上部和下部旋转会感到受阻。临床上脊柱在伸展时旋转受限这一现象得到了 Grieve（1986）的支持，他在论述伸展伴右侧侧屈和旋转这一复合运动实验时写道："这种复合运动对椎间关节有明显的'制动'作用，并伴有椎间隙变窄。"他还提到："伴随着旋转，上部运动节段的椎体趋于前倾（屈曲）。"

当然，胸腰椎水平的榫状关节的伸展也妨碍旋转。"从胸椎到腰椎特征的改变可能出现在 T10~T11 或 T12~L1 节段。这种改变最明显的标志是一个椎体关节突的异常形状，在受压或伸展时，能影响下面椎体的榫卯结构。这是体内少有的完全的骨与骨之间'闭锁'的例子。伸展时，该椎体下面的关节面卡入'腰椎型'椎体的上关节面中，此时只能进行屈曲运动。"（Grieve 1981）

由于椎间关节面的接触，伸展时腰椎旋转也受限，Grieve 描述为如同"火车轮的凸缘"一样。

（二）胸廓的运动

每根肋骨都有它自己的活动度和运动方向，这些肋骨的运动联合起来形成了特征性的胸部呼吸运动。每根肋骨可被当作一根杠杆，其支点位于肋-横突关节处。当肋骨上抬时，肋颈压低，反之亦然。因为这种杠杆的两臂长度相差很大，脊椎近端的一个小的运动就可造成肋骨前端较大的运动。每个肋小头与相应的椎体形成关节，由于受韧带的限制，关节面之间只能进行轻微的滑动。同样，肋颈和肋结节与椎骨横突间有强韧的韧带加固，肋-横突关节只能进行轻微的滑动。肋小头关节和肋-横突关节同时向同一方向运动，使肋颈运动起来像一个独立的关节一样。

因此，显而易见，当胸椎伸展时，肋颈压低，长杠杆效应加大了肋骨前端的上抬。然而，在正常吸气过程中，胸椎伸展被前部适当的肌张力自动地抵消，呼气时相反，脊柱的伸肌阻止其屈曲运动。

当第 3 至第 6 肋骨上抬时，其前端带动胸骨体向前上方移动。包括第 7 肋骨在内的肋软骨彼此间相互连接，下部肋软骨向上推动上部肋软骨，最后使胸骨体下端被推向前上方。

二、结论

虽然躯干需要对抗重力保持其直立和稳定，但躯干也需要自由的活动，这使得躯干可以在人类日常生活所需的活动及想从事的活动中，处于所需的各种位置（图 1-7 a，b）。姿势可以被简单地描述为活动中一瞬间的"停滞的运动"（K. Bobath 1980），它能为躯干和肢体传送所需要的各种各样的可能的位置。

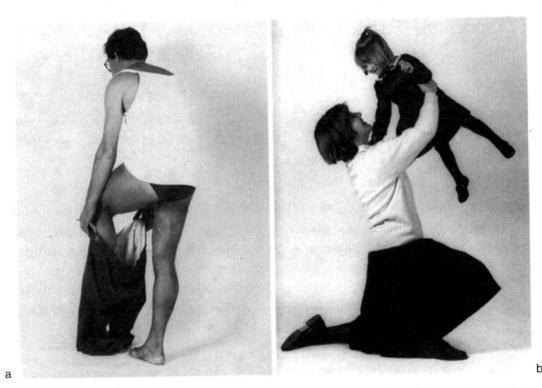

图 1-7 a，b 躯干为所有运动提供稳定和动态的基础。a 轻松地独立完成日常生活活动。b 能满足个人心愿的活动。

正如 Samson Wright（1945）指出的那样："必须要强调的是姿势是运动的基础，所有运动均始于某一姿势，止于某一姿势。"每种姿势引起的运动及每种姿势的保持均需要肌肉的运动，以便尽力控制重力的牵拉，无论是通过运动抵抗重力，还是控制动作的速度和方向来避免其他不必要的动作。

第2章
躯干的控制

如果把脊柱看作是一系列短杠杆的组合，每个椎骨的运动都与相邻椎骨有联系，并与它们一起运动，那么很显然，其附着的肌肉就必须很好地协调以移动和固定脊柱。脊柱就像一套玩具积木，这样的积木一块一块垒起来，它们将处于不稳定的平衡状态。任何一块积木或最下面的支撑面有最微小的运动，都会引起其倒塌。

人体姿势很难达到绝对平衡的理想状态，即使接近那个状态，也是很短暂的。Steindler（1955）指出，完全的被动平衡是不可能的，因为脊柱的重心和椎间关节的运动中心不能完全处于共同的重力线上。一名 C4、C5 以下脊髓完全性损伤的患者被小心翼翼地摆放成坐位，而当治疗师移开双手后，患者要想继续保持平衡和直立，就必须改变头的位置或向前抬一侧上肢，否则就会跌倒，因为瘫痪的肌肉不能进行必要的调整。在放松状态下的站立位或坐位，我们也能找到把肌肉活动减少到最小的姿势，此时脊椎的形状和起支撑作用的韧带减少了对肌肉控制的需求。然而，在身体移动到重力线外的瞬间，肌肉必须加速作用将重心拉回至该重力线内或保持身体处于一个新的姿势。Murray 等（1975）发现，正常人存在一个大的稳定面，正常人可以在该稳定面上转移并保持重心。

脊柱的所有运动均需要肌肉的活动，以抵抗重力的影响。在身体的重心向前、向后或向侧方移动的瞬间，肌肉必须要做出反应。人们常常错误地认为，肌肉被激活是为了防止跌倒或阻止向某一方向跌倒的倾向。对治疗师来说，最重要的是应清楚地了解其机制，因为用来选择性激活躯干肌的活动常常与以某种方式移动患者相关，而这种方式以选择性的肌肉活动来移动身体，以抵抗重力的影响。Klein-Vogelback（1990）提出的"桥"和"悬臂"的概念有助于清楚地分析肌肉活动。

一、桥

当身体的两部分接触支撑面，保持该两部分之间的身体离开支撑面时就形成了"桥"。桥弓的维持是靠桥弓下面的肌肉被激活来实现的。

当患者进行俯卧撑时，上肢和下肢形成桥墩，躯干和髋部形成桥弓（图2-1）。此时支撑桥弓的肌肉是桥弓下部的腹肌和髋关节屈肌，而腰部伸肌保持放松（Pauly & Steele 1966）。

当患者取仰卧位，髋膝关节屈曲，抬臀离开支撑面时（"桥式运动"），腰和髋关节伸肌支撑桥弓（图2-2）。

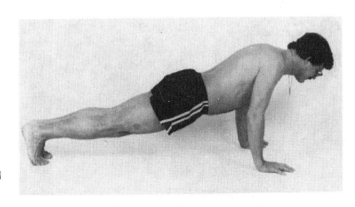

图2-1 俯卧撑。桥弓由下方的肌肉支撑（正常模式）。

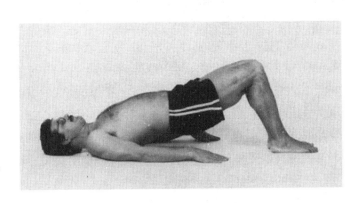

图2-2 "桥式运动"。腰和髋关节伸肌支撑桥弓（正常模式）。

二、悬臂

"悬臂"是身体的一部分。当对抗重力运动时，其远端悬空，无支撑。如果该身体部分不是完全垂直的，那么与抗重力有关部位的最上面的肌群将收缩，以支撑"悬臂"。

患者取俯卧位，不用手臂支撑，从支撑面上抬起头和肩。保持"悬臂"的肌肉是腰背部和颈部伸肌（图2-3）。

患者取坐位，足放在地面上，躯干后仰。此时，躯干和头形成"悬臂"，支撑"悬臂"的是位于上面的肌肉，即颈前部的肌肉、腹肌和髋关节屈肌（图2-4 a，b）。相反，在超越重力线的躯干前倾时，颈、背部伸肌收缩（图2-4 c）。

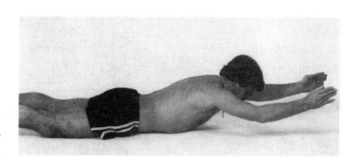

图2-3　俯卧，从地板上抬起头和肩。位于最上面的肌肉支持"悬臂"（正常模式）。

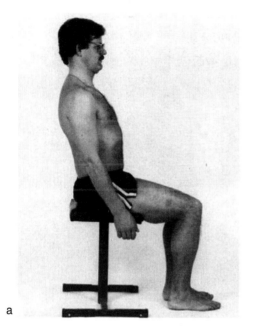

a

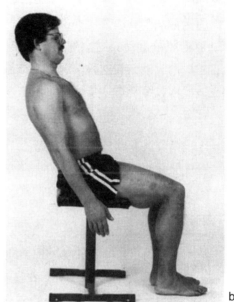

b

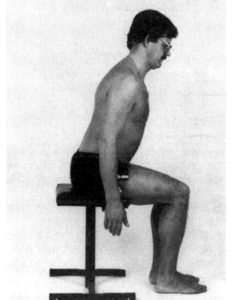

c

图2-4 a~c　坐位，躯干向前、后倾，躯干和头形成"悬臂"（正常模式）。a 在躯干重心移至重力线后的瞬间，其前部肌肉立即收缩。b"悬臂"进一步后移，颈部、躯干和髋关节屈肌收缩增强。c 当躯干前倾时，背部和颈部伸肌收缩。

同样，在站立位身体前倾或后仰时，位于双下肢和躯干最上面的肌肉因对抗重力而被激活。正如 Brooks（1986）所述，由于支撑平台面的移动引起身体向前摆动时，脊椎旁肌、腘绳肌和腓肠肌收缩；向后摆动时，腹肌、股直肌、股四头肌肌腹和胫前肌收缩。在这个例子中，身体的全长形成了"悬臂"。

三、桥−悬臂

在某些运动中，桥和悬臂是同时存在的，为固定从桥上抬起的悬臂，桥最上面的肌肉被激活，肌肉活动因此而变化。例如，在做"桥式运动"时，臀部抬离支撑面，此时靠桥弓下部的肌肉收缩维持桥弓。然而，如果一侧足抬起悬于空中，则该下肢成为悬臂，桥弓最上方的肌肉收缩，在这种情况下支撑悬臂的为腹斜肌（图 2-5 a）。如果一侧手臂也抬起，那么该肌肉收缩会进一步增强（图 2-5 b）。

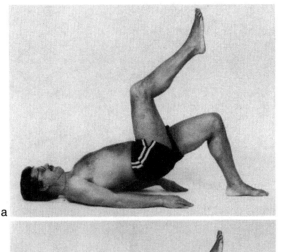

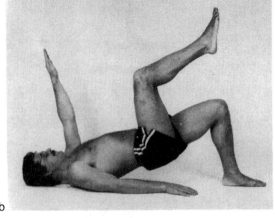

图 2-5 a，b　"桥式运动"伴一侧足悬空（正常模式）。a 桥最上方的肌肉收缩以支撑"桥−悬臂"。b 同时抬起上肢，腹肌收缩增强。

（一）躯干的肌肉控制

躯干可进行屈曲、伸展、侧屈和旋转运动，也可以在运动或姿势中用上述的两种或多种运动组合。适用于"桥"和"悬臂"的各原则仍然适用。

运动和控制躯干的两组肌肉主要是背伸肌和形成腹壁的那些肌肉。由于这些肌肉的力学排列，以及可能的多节段神经支配，所以腹肌有独特的性质。它不像大部分身体其他部位的肌肉，腹肌不仅能全部收缩，还能部分地收缩（Platzer 1984; Spaltenholz 1901），故躯干的运动和姿势可千变万化，并为头、肩和臀部的肌肉提供一个稳定的固定点。

正如 Bobath（1971）所述，正常的姿势反射机制需要许多不同层次的交互神经支配。"这对于身体近端的姿势固定和调整运动中的身体远端肌肉平稳地互相作用都是必需的。"

（二）躯干的解剖学结构

在许多解剖学教科书中，对每块躯干肌都进行了详尽的描述，同样也详述了连接肢体和躯干的肌肉以及它们的作用。然而，对于治疗师来说，研究本章的插图，并思考不同肌肉之间的相互关系是非常必要的。

1. 伸展

对抗重力使躯干伸展的肌肉往往是粗大而强壮的。因为在功能性活动时要支撑头部和上肢形成的长杠杆的重量（图 2-6 a）。其中许多肌肉附着于肋骨。这样，通过直接或间接地伸展脊柱，几乎均会使肋颈向后压低，造成肋体向上抬高（图 2-6 b，c）。由于每根肋骨所形成的杠杆臂长度相差很大，所以胸廓向前抬高运动显著放大。肋骨脊椎端的微小运动可引起比其前端大得多的运动。相反，如果肋骨向前抬高，比如当胸廓进行吸气运动时，脊柱倾向于伸展。脊柱伸展引起的胸廓上抬和继发于肋骨上抬而出现的胸椎伸展，可被腹肌适当的活动抵消。

2. 肩带

由于肩带与脊柱没有直接的连接，它完全靠复杂的肌肉活动维持稳定以及上肢活动时的平衡。"与胸小肌一起向前牵拉肩胛骨的前锯肌，是与前伸和前推运动有关的主要肌肉。"（Gray 1980）它还在肩胛骨向上、向下旋转运动中发挥着重要的作用。

前锯肌和胸小肌附着于胸廓，所以其有效的活动有赖于胸廓的稳定（图 2-7 a，b）。肋骨不固定时，这两块肌肉收缩会使肋骨上抬，而不是保持和运动肩胛骨。同样地，与上肢许多运动有关的胸大肌，其起点不仅在锁骨和胸骨前面，也几乎在全部真肋肋软骨上，甚至在腹外斜肌腱膜上（图 2-8）。如不在下方固定胸廓，胸肌收缩一定会使之上抬。

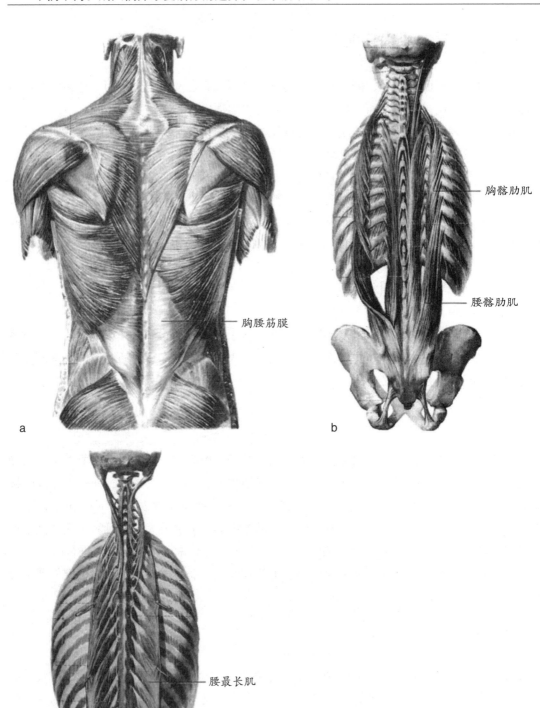

图 2-6 a~c　强壮的肌肉对抗重力伸展躯干。a 宽阔的背部肌肉（第一层）。b 背部的长肌（第一层）。c 背部的长肌（第二层）。许多长肌附着在肋角。

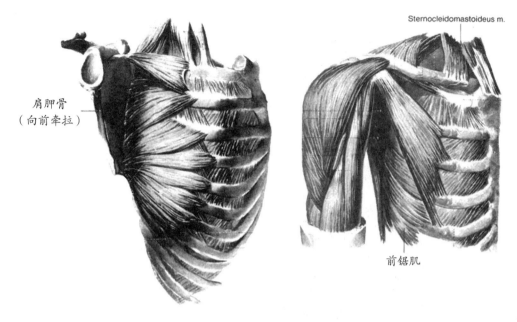

图2-7 a, b 向前牵拉肩胛骨的肌肉，依赖稳定的胸廓才能发挥作用。a 前锯肌。b 胸小肌。

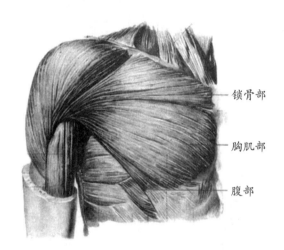

图2-8 胸大肌参与上肢的许多活动。

　　为了使这些肌肉发挥作用，腹壁肌肉必须适时调节其张力使肋骨压低。腹斜肌，尤其是与前锯肌交叉的外斜肌，其巧妙的排列对肋骨起到了反向固定作用，就像腹直肌的附着一样（图2-9）。没有这些肌群，伸展脊柱或上举上肢时，出现继发的肋骨上抬是不可避免的（图2-10）。所有作用于肩部并且完成复杂运动的肌肉均有赖于肩带提供的近端固定，肩带本身则依赖于胸廓的稳定。这样的固定需要躯干伸屈肌间持续而精细的相互作用。

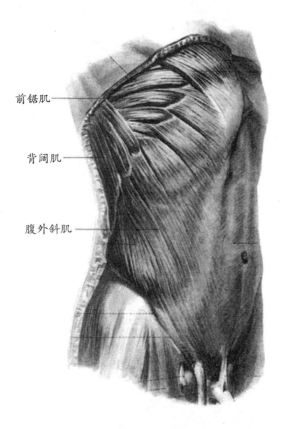

前锯肌

背阔肌

腹外斜肌

图 2-9　腹外斜肌与前锯肌交叉的排列方式提供了肋骨反向固定的基础。

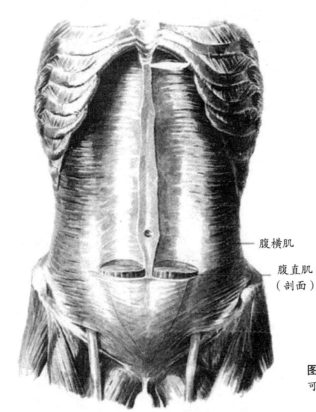

腹横肌

腹直肌
（剖面）

图 2-10　没有腹肌的抵消作用，胸廓不可避免地会向上侧方运动。

3. 腹肌

　　腹肌要有效地发挥作用，需要一个稳定的起点，可以是骨盆、胸廓，或是中央腱膜，取决于躯干的哪一部分在运动。由于活动中起、止点不断地变化，故其关系很难精确地确定。在卧位、坐位和站立位时，骨盆的稳定是靠髋部周围肌群的活动来实现的，在坐位或卧位时，双下肢本身的重量有助于骨盆的稳定。通过腹肌收缩使骨盆运动或阻止骨盆运动时，其胸部起点要保持稳定，这就需要胸椎的选择性伸展。腹肌，尤其是腹斜肌，当它们的起、止点靠近时，这些肌肉不能有效地发挥作用，这与脊柱屈曲其胸段呈过度后凸时所发生的情况相同。

　　或许是因为"腹肌"这一字眼，又或许是当人们自夸良好的身体状况时自豪地拍打腹部的习惯，人们倾向于把腹肌看作只是位于躯干前面的肌肉。从解剖上看，这些肌肉实际上不仅位于前面，也位于侧面和后面，一些肌纤维从周围延伸到背部直至胸腰筋膜，这些筋膜又附着于腰椎。至于起、止点，人们倾向于从骨盆到胸廓这样描述肌纤维的走行。重要的是要注意大部分纤维实际上未附着于骨骼，而是延续成腱膜，两侧的腱膜在腹中部白线处相互连接，并以这样的方式与对侧的肌肉腱膜连接（图2-11 a，b）。所以一侧腹壁肌有效的活动明显依赖于对侧肌活动所提供的固定作用，尤其是涉及躯干旋转的活动。

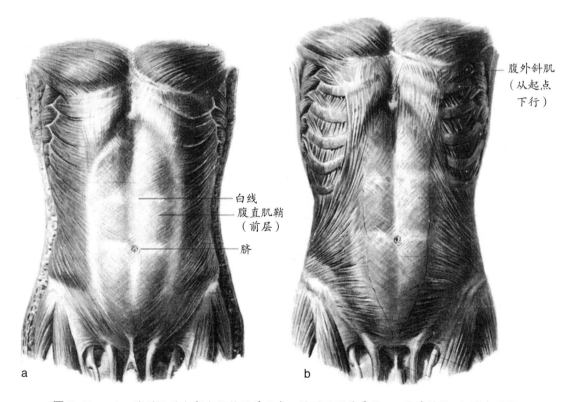

白线

腹直肌鞘（前层）

脐

腹外斜肌（从起点下行）

a　　　　　　b

图2-11 a，b 腹斜肌的大部分纤维附着于中心腱膜而不是骨骼。a腹外斜肌。b腹内斜肌。

　　躯干的旋转是由腹斜肌完成的。本活动不是单侧的，需要对侧肌保持该侧腱膜静态的稳定，以便允许主动肌缩短，向前牵拉骨盆或胸廓一侧。如 Schulz（1982）所述："几乎所有旋转运动均由腹斜肌引起，腹斜肌的各部分大致起着均等的作用。尽管在做最大程度旋转时，会引起脊柱直立肌收缩，不论解剖教科书上怎么说，脊柱直立肌不是躯干直接的旋转肌。其收缩是为了平衡腹斜肌收缩时必然出现的屈曲和侧屈运动。"

　　有人提出假说，认为躯干旋转是单侧背伸肌收缩引起的。然而，在一项躯干轴向旋转的肌电图研究中显示（Donisch & Basmajian 1972），尽管大部分旋转运动发生在胸段，但在全部研究对象中，其胸水平的两侧深部背肌均收缩。两侧背伸肌收缩似乎支持这样的假说，即腹斜肌是主要的躯干旋转肌，胸段的伸肌起稳定胸廓的作用，以利于腹肌有效地收缩。

　　腹直肌的走行主要是起于骨，止于骨或软骨，它是躯干的主要屈肌。其结构特殊，肌纤维被纤维带或腱划所分隔，可节段性地收缩，上部保持不变时，下部缩短，反之亦然（图 2–12）。

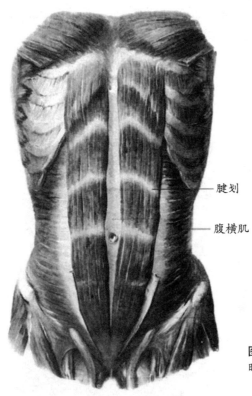

腱划

腹横肌

图 2–12　有腱划的腹直肌。上部缩短时下部不变，反之亦然。

4. 呼吸

　　躯干的伸肌和屈肌均与呼吸有直接的关系，吸气与伸展有关，呼气与屈曲有关。在呼吸运动中，由于拮抗肌合适的交互张力变化，脊柱不发生运动。胸椎过度后凸姿势，使胸廓受压，肺容量减小。脊柱胸段的伸肌收缩，可保持胸廓的大小，也为呼吸时腹肌有效地活动提供了稳定的起点。

与呼吸有关的肌肉有三组：膈肌、肋间肌、腹肌。这三组肌肉都有吸气和呼气的功能，并以复杂、协调的方式共同地发挥作用。腹肌包括腹直肌、腹横肌和内外斜肌，即通常所说的呼气肌，可增加肺被动反弹的力量，尤其在用力呼气或深呼吸时。

"腹前壁和侧壁的肌肉是最重要的呼气肌"（Campbell 1955）。但Luce等（1982）指出："腹肌也有促进吸气的作用，在吸气时腹肌收缩倾向于拉长膈肌，减小膈肌的曲度半径，从而使膈肌产生更大的张力……"De Troyer（1983）在描述腹肌是如何改善膈肌的功能、增强其收缩力时写道："当腹肌收缩、膈肌进入胸腔后，它们会拉长自身纤维，并处于长度－张力曲线的更有利位置。"Sharp（1980）明确地指出："腹肌和辅助肌也可以作为固定肌和姿势肌，有调整胸廓和腹部的形态的作用，以便膈肌发挥最大的作用。"虽然膈肌被认为是主要的吸气肌，但在整个呼吸周期中的大部分时间内它都发挥着重要的作用。"在吐气过程中，肌电图显示，膈肌的电活动从吸气持续到呼气。电活动持续时间占据呼气过程的98%。"（Murphy et al. 1959）另外，Murphy写道："被动呼气过程中存在电活动提示膈肌对呼气有制动作用，它拮抗肺的正常弹力，而不是真正地用在呼气上。"

显然，腹肌在正常呼吸过程中起着重要的作用。

四、肌肉收缩的类型

肌肉以三种不同的形式作用于躯干，结果是：①发生与重力方向相反的运动（向心性肌肉收缩）；②阻止由于重力或其他力量作用于身体而产生的运动（等长性肌肉收缩）；③以减缓动作控制沿重力方向的运动，或控制肌肉的"放松"（离心性肌肉收缩）。

1. 与重力方向相反的运动。从早晨起床的那一刻起我们就不断地改变姿势，这样就要求我们必须做与重力方向相反的躯干运动。例如，我们在床上翻身、坐起来，再由坐位到站立位，在一天当中从不同的地方抓握并提起物品。当对抗重力并进行运动时，位于"悬臂"上部或"桥"下部的肌肉缩短，使躯干离开地面。运动的速度决定所需的肌肉收缩量。通常，运动速度越慢，肌肉收缩的量越大。在日常生活中，躯干常常以"悬臂"的形式进行运动。我们可随意地移动躯干，使双手或头处于所需的位置，下肢亦如此，例如在穿鞋、站起来及在某处散步时。虽然通常只描述与躯干的屈曲和伸展有关的肌肉活动，但实际上在功能性活动中，总是伴有躯干的旋转和（或）侧屈。

Basmajian（1979）认为："人类所谓的抗重力肌，与其说是维持正常坐位和站立位姿势的作用，倒不如说是由卧位转换到坐位和站立位时产生有力的运动的作用。"他进一步解释说："人类通过不断地变换各种姿势来接受重力的挑战，并且产生最大的力量来达到目标。"

2. 阻止重力作用或其他力量作用于人体而产生的运动。阻止躯干塌向地面的肌肉收缩是维持所有姿势所必需的，也是形成许多平衡反应的基础。当举起上肢时，躯干必须保持稳定，以对抗上肢这一长杠杆的重量，并且，如果手持物品的话，则意味着附加了额外的重量。涉及头、上肢和下肢的平稳反应需要躯干的稳定活动。在呼吸时，躯干肌作为固定肌或稳定肌，抵抗呼吸运动的力量。

3. 控制沿重力方向运动的速度。 许多日常生活活动需要我们以控制的方式弯腰，或前倾、后倾，或向侧方倾斜，以便能拿取物品或把物品放在支撑面上。重力方向对侧的躯干肌通过控制"放松"或减速作用，来控制运动速度以及活动范围。当我们使身体某一部分呈某种姿势时情况亦如此，如躺到床上前倾头部进食、饮水或亲吻孩子。在呼气时，膈肌和腹肌的制动作用控制着呼气的气流速度，使我们能够用正常长度的句子讲话。

根据所进行的运动或所维持的姿势不同，伸肌和腹肌不断地改变其收缩类型。有趣的是 Caix 等（1984）在利用横纹肌纤维的组织化学分析和肌肉功能的运动学肌电图等研究技术后发现，腹壁肌肉有三种功能不同的纤维和三类运动活动。他和他的合作者提出了这样的假设："记录到的三类运动活动相当于三种不同肌纤维的收缩，即慢纤维、抗疲劳快纤维（快抵抗纤维）和易疲劳快纤维。"他们假定时限最长的肌电图信号相当于高张力的慢纤维，时限最短的信号相当于反应迅速的易疲劳快纤维，时限介于两者之间的信号是具有保持性的抗疲劳快纤维产生的。

五、结论

"运动是人类所需和所为，而运动的唯一执行者是肌肉，无论是在低声耳语时，还是在采伐森林时。"（Sherrington 1947）

有肌肉收缩才可能有活动、反应或与环境的相互作用（Kesselring 1989）。躯干肌与所有抗重力的活动有关，没有稳定的中心，肢体只能进行粗大的共同运动。肢体选择性运动有赖于躯干伸肌和屈肌的相互作用，二者在近端提供动态稳定的程度。

第3章
偏瘫选择性躯干活动丧失的相关问题

　　无论何种原因引起的偏瘫，其特征是失去运动控制。其典型的运动障碍，表现为患侧上下肢以粗大模式运动并伴痉挛出现，以及以固定的共同运动模式运动，这已得到清楚地证明（B.Bobath 1978; Perry 1969）。另外，非常重要的是控制躯干的肌肉，尤其是与屈曲、旋转和侧屈有关的肌肉选择性运动的丧失。

　　偏瘫后无论需要哪种类型的肌肉活动，就重力而言，患者活动躯干会感到困难。腹肌表现为收缩活动与张力明显丧失。仰卧位时，胸廓向上、向外牵拉，两侧肩带上抬，引起颈部缩短（图3-1）。脐被牵向非瘫痪侧。整个腹壁表现为张力低下，这可从触诊腹壁完全无抵抗得以证实（图3-2）。在坐位时，瘫痪侧骨盆上方的腹侧壁松弛地隆起，腰部不同程度地丧失了正常轮廓（图3-3）。坐位和站立位时，从后面看脊柱与躯干侧缘间的距离，患侧大于健侧（图3-4）。躯干控制能力的丧失可造成广泛的影响，像因脊髓灰质炎而造成肢体瘫痪的儿童的敏捷程度所显示的那样，在一定程度上，躯干控制力的丧失所造成的障碍重于肢体肌肉瘫痪所造成的障碍。在患侧肢体只能进行痉挛的共同运动的情况下，缺乏近端稳定性对肢体有明显的影响。在患者试图抗重力运动时，由于努力补偿丧失的稳定作用使远端痉挛进一步加重。

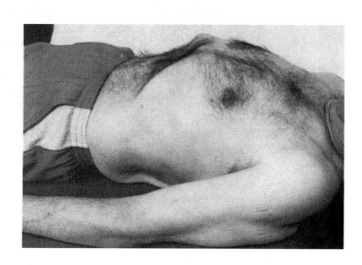

图3-1　仰卧位时，胸廓向上、向外牵拉，肩带处于上抬位，表现颈部缩短（左侧偏瘫）。

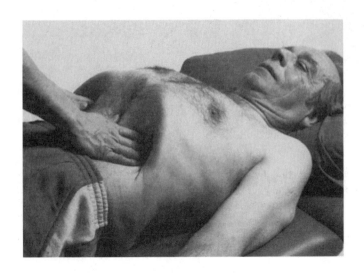

图 3-2 两侧腹肌肌张力低下，对牵拉无抵抗（左侧偏瘫）。

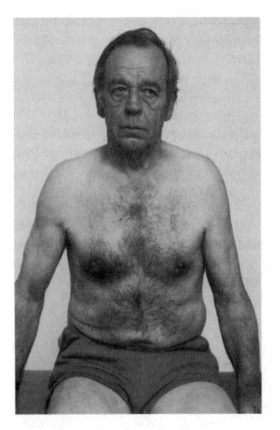

图 3-3 患侧下腹部侧壁隆起，丧失了正常轮廓（左侧偏瘫）。

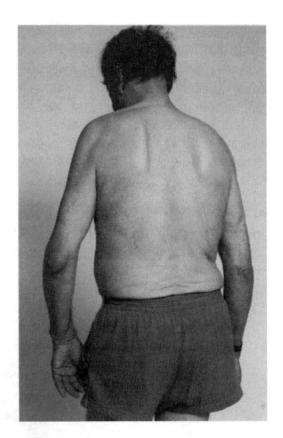

图 3-4 直立位时，脊柱与躯干患侧缘间的距离增大（左侧偏瘫）。

　　有趣的是，患者不能选择性地控制躯干，与正常婴幼儿运动发育过程中所观察到的躯干控制阶段很相似，似乎患者被拉回到了早期的运动功能发育水平。

在正常发育过程中，躯干伸肌控制能力的发育先于屈肌。虽然患者同样能在偏瘫后早期主动伸展躯干，但是，如不进行认真的治疗，他将在全部运动中持续地利用较原始的伸肌活动，而不能获得屈肌控制能力。这是一种自我强化的状态，患者使用伸肌越多，腹肌活动受刺激越少。即使在脑卒中后10年或更长时间，仍常常可以观察到这种躯干屈肌控制能力的丧失（图3-5）。

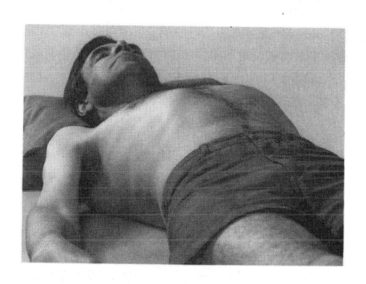

图3-5　仰卧位，脑卒中后14年的患者仍显示胸廓上抬，背部伸肌过度活动（右侧偏瘫）。

一、双侧腹肌活动和张力丧失的可能原因

1. 除腹直肌外，腹壁其他肌肉的肌纤维一半以上附着于中心腱膜，而中心腱膜与白线连接，所以两侧互相依赖才能发挥有效的作用。两侧肌肉功能因此而被削弱，进而在偏瘫早期，为了运动，患者开始利用代偿肌。通常通过激活背伸肌及相应地改变髋关节的位置来代偿。

"常常发生瘫痪肌肉与活动模式的分离。只有通过专门的控制和协调训练，才能使这些肌肉再成为正常活动模式的一部分。"（Kottke 1982 a，b）没有这种专门的训练，这些肌肉将保持非活动状态，反复的抑制很可能被固定下来，造成"运动神经元的自控抑制"。

由于腱膜不能为腹肌提供稳定的附着点，通常非瘫痪侧腹肌也受影响，尽管不太严重。正如Perkins和Kent（1986）在解释腹横肌和腹斜肌的作用时写道："由于这些肌肉是成对的，当收缩时，它们以拔河的方式牵拉对侧的腹肌腱膜。"

在试图活动时，对侧腹壁延长，不能为收缩的肌肉提供固定。当从床上坐起时，患者以共同运动模式，使其肌肉的起点及止点均固定。患者可能以整体屈曲的模式收缩腹直肌，例如，从卧位坐起来时，因为腹直肌起、止点都比较固定，即向下止于耻骨，向上固

定于肋软骨和胸骨的剑突上。

2. 偏瘫早期，患者不得不利用较原始的躯干伸肌活动，以便能运动身体。因此背部伸肌处于持续的，甚至过度的活动状态，这很可能导致拮抗肌的交互抑制（Kottke 1975 a，b）。Brooks（1986）在提及患侧下肢时，解释了"过度活跃的伸肌（失去了高位中枢的控制）如何过度抑制生理性的屈肌，从而使其张力下降，瘫痪加重"。该机制可能也适合于躯干的屈肌。

3. 偏瘫患者在坐位时髋关节通常呈某种程度的伸展位，为了代偿其体重位于重心后面，其胸椎被动地屈曲。在这种位置，腹肌不能有效地发挥作用，因为腹肌的起点和止点已太靠近（s.Klein-Vogelback 1989，个人交流）。在站立或行走时，患者为防止后倒，也采取了胸椎后凸位。

二、选择性活动的丧失

（一）躯干肌

躯干各肌群选择性活动的丧失意味着，当患者单独运用下部腹肌（屈肌）时，不能稳定胸椎于伸展位，如在行走中。当他用单侧腹肌侧屈躯干时，既不能保持躯干伸展，也不能向前旋转。

（二）躯干肌与肢体肌的同步激活

如果躯干不以相似的模式活动，或不伴有肢体的运动去运动其躯干，患者则不能单独运动其四肢。例如，当他由卧位坐起时，双腿会屈曲，如果双腿不屈曲，坐起会困难；在站立位，当他主动地向前抬起一条腿时，其躯干也会屈曲，当下肢向后伸时，身体也跟着后仰。

三、不能以正常模式运动

依偏瘫严重程度的不同，成年患者的运动能力可退步到发育早期水平。确实，在患者脑卒中后起初数日，如许多患者所说，感到"像婴儿一样无助"。患者不能自己在床上翻身，也不能独立坐起来，行走常常是不可能的。但退化仅涉及运动功能，不应把患者当作儿童那样对待，应始终把患者当作有思想、有感情、有经验和成就的成年人对待。然而，把患者和正常儿童的运动能力进行比较，会有助于康复小组更明确、更成功地分析和治疗运动障碍。

四、与正常运动发育相关的最常见问题

由于躯干控制能力丧失，偏瘫患者在康复过程中进行下面描述的活动时或多或少地会有困难。在某些体位或进行特殊运动程序时更易看到这些困难，这将在有关部分加以叙述。然而，在某项动作或位置中所见的困难也会影响其他正常活动的完成。有呼吸困难自然会限制患者主动参与整个康复计划。

（一）呼吸和言语困难

胸廓保持在吸气位且腹肌松弛不活动时，显然呼吸肌不能有效地发挥作用（图3-6）。由于脊柱过度伸展，患者的肋骨和胸骨上抬。由于胸大肌肌群早期产生的过强张力，以及患者用这些肌肉以粗大的全伸模式活动其瘫痪的上肢，使肋骨和胸骨的上抬进一步加剧。

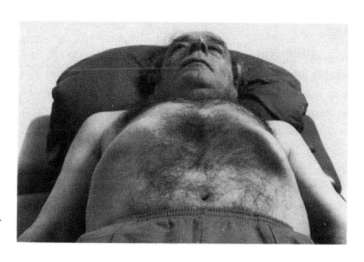

图 3-6　保持胸廓于吸气位，阻碍呼吸肌有效地发挥作用（左侧偏瘫）。

腹肌不能使肋骨处于下降位，胸廓变形，胸廓的运动也不正常。Kolb 和 Kleyntyens（1937）用波动曲线记录仪记录了胸廓的运动，发现有的结果不能解释，"呼吸深快时，患侧运动的增加与健侧运动的增加不相称。无论患侧是痉挛性瘫痪还是弛缓性瘫痪，该侧运动增加的持续时间都较健侧长。"两侧的差异几乎可用"保持肋骨于下降位"的腹肌活动不充分来解释，Spaltenholz（1901）认为腹肌的主要功能就是"保持肋骨处于下降位"。

平静呼吸时，由于上抬的胸廓抵抗正常的弹性回缩，患者不能被动呼气。当患者被要求呼气时，通常他会把两唇压在一起，气流通过两唇间对抗阻力主动地呼气。Fugl-Meyer 等（1983）发现"在脑卒中偏瘫或轻偏瘫患者中，呼气力量下降是共同的特征"，在随后的研究中（Fugl-Meyer & Griemby 1984）发现"在用力呼气过程中腹肌肌电活动不断地减少"。

即使在脑卒中前有相当好的呼吸功能，且既往无肺部疾病史的患者，在进行相对轻的运动量活动时也会气短。在 Haas 等（1967）的研究中，所有被调查的患者，其呼吸功能均受损，这种受损被推断是疲劳引起的，而疲劳常常妨碍偏瘫患者的康复。

由于患侧腹肌稳定性活动的丧失，吸气也受到了影响。因腹壁松弛，"吸气时上部肋间肌收缩，上部胸廓反常地向内运动，呼吸力学也受到干扰"（Luce et al., 1982）。由于肋骨被牵向上方且相互靠近，膈肌不能有效地发挥功能，肋间外肌也不能发挥功能。"肋间外肌是仅次于膈肌的最重要的吸气肌。""像一块肌肉一样把全部的下位肋骨拉向第一肋骨。"（Perkins & Kent 1986）

在对 20 例早期弛缓性偏瘫患者进行的试验中，De Troyer 等（1981）发现"在大多数患者随意吸气过程中，患侧肋间肌和膈肌活动明显减少。""此外，偏瘫患者用力吸气量和呼气量及最大通气量也明显地减少。"（Fugl-Meyer & Griemby 1984）

由于呼吸功能下降，患者不仅在体力活动中容易疲劳，也可能难以正常地说话。其说话的声音变小，仅能说非常短的句子。他甚至可能说一个词呼吸一次，例如，在数或说出一周中每天的名字时。要想说正常长度的句子，必须能够轻松地维持一次发音长约 12~15 秒。患者测试时常常仅能维持 5 秒。

胸廓变形

肋骨的固定位置，乃至胸廓的挛缩，对躯干本身的运动，特别是上部躯干的屈曲和旋转有显著的影响。胸椎的屈曲伴旋转这一复合运动常常见于功能性活动中，如上举或放物品于一侧或前侧方。肋骨可阻碍该复合运动，但"在椎骨旋转时，肋骨具有充分的弹性，允许其扭曲变形"（Blair 1986）。

肋骨从上部的固定位置，限制了 Schultz 等（1974）所述的肋骨固有的柔韧性，使胸壁形状不能发生变化，而胸廓变形是胸椎屈曲旋转和侧屈所必需的。在治疗中，不论主动还是被动运动，均会在起始位置感到受阻。

（二）卧位所见的困难

仰卧位时，由于胸廓处于吸气位，使肩带上抬，导致颈部似乎缩短了。脐部被牵向健侧（图3-7 a）。当患者向上屈腿或腿被治疗师置于屈曲位时，髋关节外旋伴外展，膝屈曲，足内翻（图3-7 b）。

正如 Bobath 夫妇（K.Bobath & B.Bobath）所解释的那样，偏瘫患者只能以一种或两种粗大共同运动模式激活患侧肌肉，就像婴儿一样，不足以进行功能性的活动。当髋关节屈曲时，患者不能内收其屈曲的患侧髋关节或选择性活动患侧腿的其他部分。仰卧位髋关节的内收需腹肌活动以稳定骨盆。婴儿有典型的短颈，下部胸廓扩张，并以相似的模式屈腿（图3-7 c）。

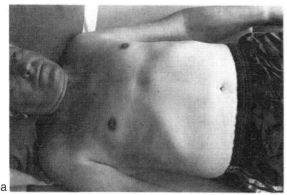
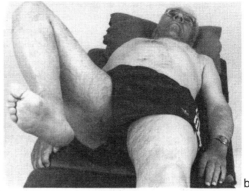
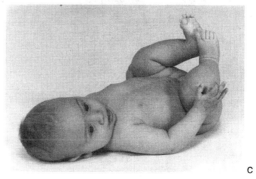

图3-7 a脐被牵拉向健侧（右侧偏瘫）。b患侧腿屈曲时，髋关节外旋，外展，足内翻（右侧偏瘫）。c 3个月大的婴儿表现相似的下肢屈肌共同运动模式。典型的下部胸廓扩张，肩带上抬，颈部很短。

当患者保持患侧腿于屈曲位时，腰椎伸展，他靠用力伸展健侧腿，足跟用力抵在床上来稳定骨盆（图3-8 a）。如果同时活动双下肢，则胸椎伸展，腹部隆起（图3-8 b）。9~10个月大的婴儿呈同样的姿势（图3-8 c）。某些患者用力隆腹，以此来补偿腹肌稳定性作用的丧失。

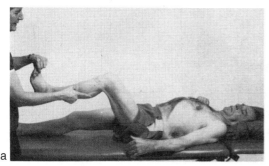
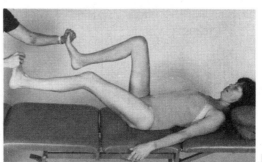
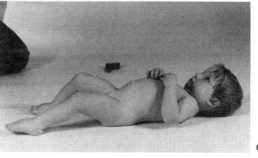

图3-8 a~c 髋关节屈曲伴腰椎伸展。a主动屈曲髋关节时，患者试图靠健侧腿抵床来稳定骨盆（左侧偏瘫）。b主动屈曲双侧髋关节时，脊柱前凸增加，腹部隆起（右侧偏瘫）。c 9个月大的婴儿表现出相似的姿势。

早期，当患者卧位屈髋、屈膝做"桥"时，能够伸展脊柱和髋关节，使臀部抬离支撑面（图 3-9 a）。在约 6 个月大的婴儿身上，当他躺在地上臀部抬起落下时，常能观察到同样的运动。然而，当患者抬起健侧腿并悬空时，该腿成为需腹肌收缩来支撑的"悬臂"。骨盆不能保持水平位，健侧下垂（图 3-9 b）。因张力及收缩不够，腹斜肌不能从上面悬吊起该桥。

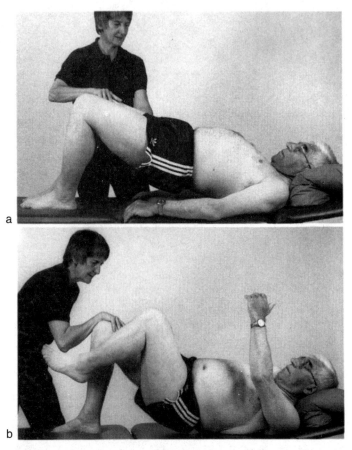

图 3-9　a 伸髋关节和脊柱形成桥。b 当健侧足抬起时，由于腹肌收缩不充分，骨盆健侧下垂（右侧偏瘫）。

向一侧翻身时，患者不能抗重力充分抬头，翻正反应不充分。颈部侧屈以支撑头的重量并使其直立，依赖于胸廓稳定的固定作用。如果没有腹肌的固定，则肋骨被拉向上方，取代了抬起头（图 3-10 a）。当婴儿开始向一侧翻身够物品时，基于同样的原因他常常把头置于地上（图 3-10 b）。

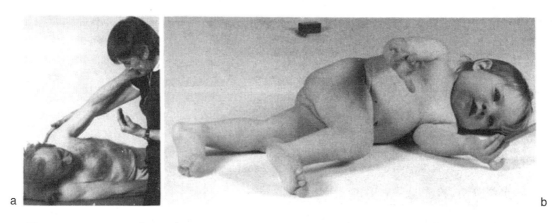

图 3-10　a 向健侧翻身。没有腹肌的固定，肋骨被拉向上方而不是头抬起（左侧偏瘫）。b 9 个月大的婴儿翻身够物品时把头置于地上。

（三）卧位和坐位之间转换的困难

在俯卧位，伸肌收缩可使患者从地上不用上肢支撑抬起头和双肩（图 3-11 a）。然而在仰卧位，在没有帮助的情况下，许多患者不能坐起来（图 3-11 b）。

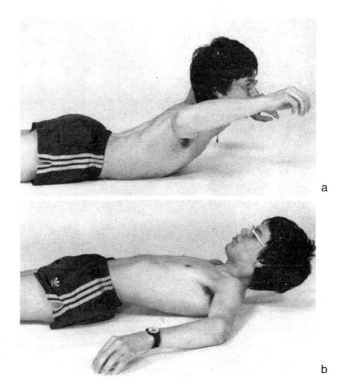

图 3-11　a 俯卧位，患者能靠伸肌收缩抬起头和双肩（左侧偏瘫）。b 患者不能从仰卧位屈曲躯干坐起（左侧偏瘫）。

不管头的大小和重量是否与身体成比例，婴儿从早期就能抬起头和双肩（图3-12 a），甚至不需要肘部支撑就能做到这点（图3-12 b）。但是，尽管给予帮助，他也不能坐起，并难以保持头抗重力屈曲（图3-12 c），将需要数年的时间才能达到成人的模式。

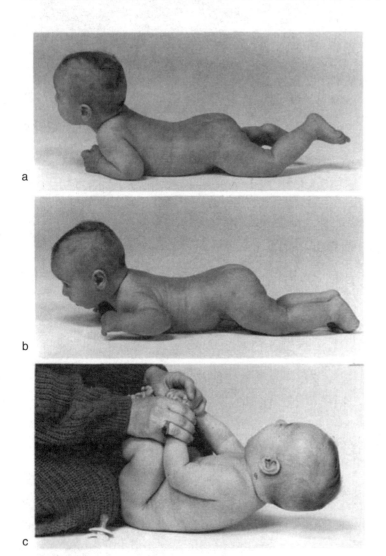

图3-12 a~c　在正常发育过程中，躯干伸展的主动控制能力的发育远早于主动屈曲。a 3个月大的婴儿在俯卧位抬头。b 他不用上肢支撑就能抬起头和双肩。c 他不能屈曲躯干坐起，双腿不能选择性地伸展。

当治疗师握住患者的双手帮助其坐起时，患者抬起上肢以便能利用其更有效的背部伸肌（图3-13 a）。他难以保持患侧腿伸展在地上提供固定作用。10个月大的婴儿在同一情况下也抬起上肢，因为他的躯干伸肌控制能力也优于屈肌。由于缺乏躯干和肢体间的选择性活动，他的腿也会离开地面。

患者发现靠躯干和下肢更有效的伸肌活动从椅子上由坐位站起来，比靠躯干屈肌从卧位坐起来容易（图3-14 a）。9个月大的婴儿被牵拉坐起时，不愿屈曲躯干，而常常把双足向后伸，靠伸展站起来（图3-14 b，c）。

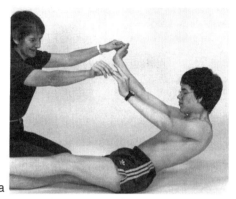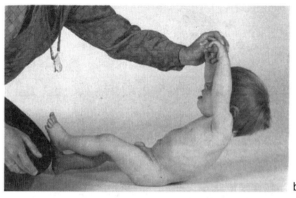

图 3-13 a，b　在一些帮助下由卧位坐起。a 治疗师轻轻地握住患者的双手给予支撑。由于患者使用伸肌，其上肢抬起，患侧腿抬离地面（左侧偏瘫）。b 10 个月大的婴儿在母亲的帮助下也抬起双上肢，但不能把双腿保持在地上。

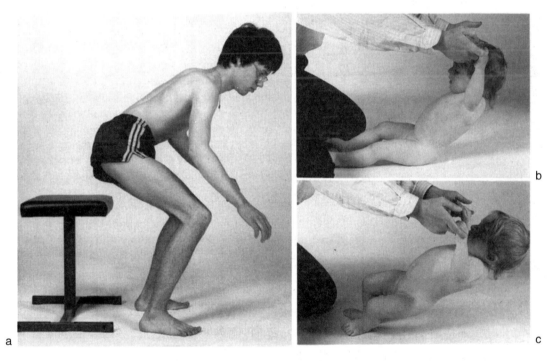

图 3-14 a~c　能伸展，而不能屈曲。a 患者主要靠躯干和腿的伸肌从坐位站起来（与图 3-11 b 比较；左侧偏瘫）。b 9 个月大的婴儿试图靠躯干屈曲坐起来，但不成功。c 婴儿快速地把腿向后伸，靠伸肌挺直站起来。

　　躯干尽力屈曲，双腿必须主动伸展，以保持腿着地。如果没有二者之间的选择性活动，即使给予帮助，患者也不能从卧位坐起来（图 3-15 a）。10 个月大的婴儿能抗重力控制头的位置，但双腿仍屈曲脱离地面（图 3-15 b）。

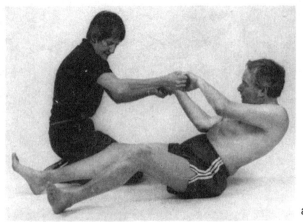

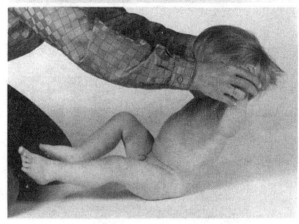

图 3-15　a 即使治疗师牵拉患者双手，他也难以坐起来。在躯干屈曲时，他不能选择性地伸展患侧腿（左侧偏瘫）。b 10 个月大的婴儿有同样的困难。

当患者试图坐起来并向前旋转患侧时，患侧上肢强力地屈曲，呈屈肌痉挛模式，伴肩胛骨后缩对抗该旋转。患侧腿也拉成屈曲，有时完全脱离支撑面（图 3-16 a）。20 个月大的幼儿通常并不以旋转的方式坐起来，但如果他以这种方式坐起来，其双腿也会离开地面，有时采取的姿势与痉挛的共同运动模式非常相似（图 3-16 b）。幼儿的上肢也屈曲，在腹斜肌控制能力还未充分发育的情况下，他不能使肩关节向前。

即使通过健侧向前旋转坐起来，患侧腿也倾向于屈曲，尽管患者有意识地努力维持膝关节伸展并保持足置于支撑面上（图 3-17 a）。该困难甚至持续到患者已能独立行走，但步态仍不正常。3 岁的幼儿在旋转躯干坐起来时，也不能保持腿伸展并平放在地上（图 3-17 b）。必须记住，虽然在这个阶段他已能自由地到处跑，但他实际的行走模式在 7 岁以前仍与成人不同（Okamoto 1973）。

通过旋转躯干坐起来有困难的患者，在选择性地伸展下肢时，在行走时必然还会显示出类似性质的困难（图 3-18 a，b）。

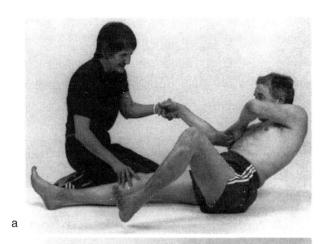

图 3-16 a, b 伴随旋转的躯干屈曲甚至更难。a 当试图从卧位坐起来时, 患者的躯干不能屈曲也不能向健侧旋转。患侧上、下肢强烈地屈曲 (左侧偏瘫)。b 20 个月大的幼儿试图做上述运动但不成功。她的双腿呈完全的共同运动模式。

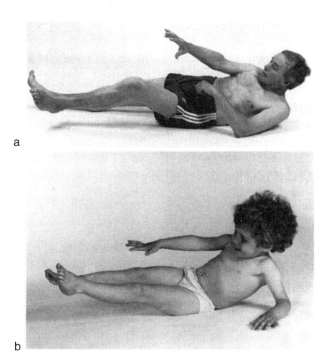

图 3-17 a 即使向患侧旋转, 患者也不能坐起来, 并且不能在躯干屈曲时伸展患侧腿 (左侧偏瘫)。b 3 岁的幼儿如不用上肢支撑是不能旋转躯干坐起来的。

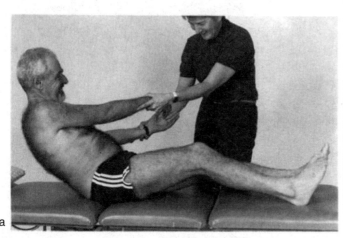
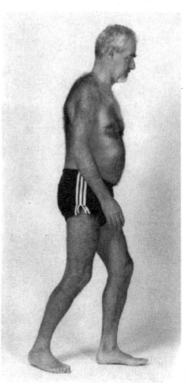

图 3-18 a 在无帮助下能进行远距离行走的患者，屈曲并向健侧旋转躯干仍有困难（左侧偏瘫）。b 其行走表现出相似的问题。

（四）坐位时的困难

患者坐位时通常或多或少地伴随着脊柱屈曲，颈部伸展（图 3-19 a）。这种姿势常被人们误以为是由于躯干伸肌无力引起的（图 3-19 b），其实是由于腹肌活动不充分，坐位时髋关节伸展引起的，这是为了防止躯干向后倒的姿势，否则患者就会向后倒（图 3-19 c）。

虽然 10 个月大的婴儿躯干伸肌已经非常好，但他也采取同样的坐姿（图 3-19 d）。这样做可保持重心充分前移，因为他既没有充分的腹肌活动来防止后倒，也没有上肢在身后的保护性伸展。作为一种变通方法，他在坐位时，使双腿置于可提供一个稳定支撑面的位置，使他能够伸展脊柱而无后倒的危险（图 3-20）。

坐位的所有平衡反应反过来又受选择性躯干控制能力丧失的影响。当患者的重心侧移时，如果腹肌不能保持肋骨于下降位，则患者的头不能保持直立位。因为侧屈涉及全部腹肌，所以躯干不能在侧屈抗重力时缩短，患侧腿不能外展和伸展以发挥抗重力作用。因为腹肌不发挥固定作用，骨盆就不能对上述下肢活动所需的肌肉提供稳定的固定。

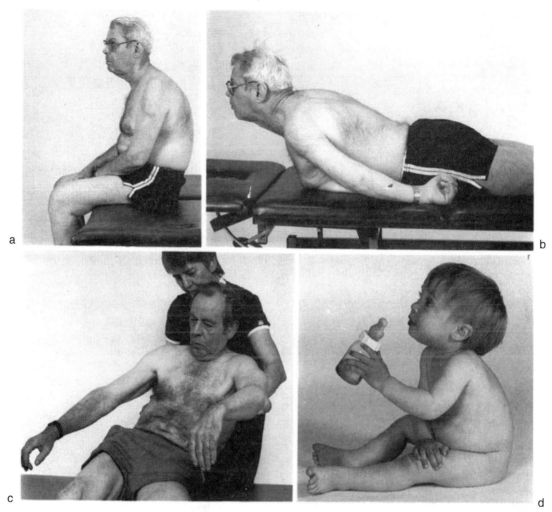

图 3-19 a~d 典型的坐位姿势。a 偏瘫患者坐位时，髋关节伸展，脊柱后凸，颈部伸展（左侧偏瘫）。b 认为患者的躯干伸肌无力，这是错误的。c 后凸姿势防止向后倒。d 由于腹肌控制能力也很差，10 个月大的婴儿采取同样的姿势防止向后倒。

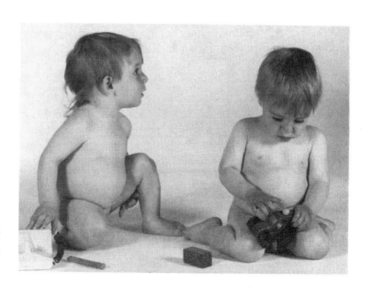

图 3-20 9 个月大和 10 个月大的婴儿采取能伸展躯干而不向后倒的姿势。

（五）由坐位站起来时的困难

由于下肢和躯干的选择性运动不充分，患者不能正常地从坐位站起来（见图 7-4、7-5 和 7-9）。如果他以不正常的方式站起来，那么他开始行走的几步也会表现为不自觉地异常（Davies 1985）。

（六）站立位时的困难

没有腹肌的控制或腹肌活动不充分，则不能抗重力支撑躯干这一长杠杆。如果患者在没有支撑的情况下同时伸展脊柱和髋关节，患者就会向后倒（图 3-21 a）。因此 9 个月大的婴儿只有握住某物或某人时才能站住（图 3-21 b）。有趣的是在此发育阶段，婴儿的膝关节是过伸的，需要腹肌使骨盆前面上提并使髋关节伸展。婴儿腰椎充分前凸保证了其重心充分前移。

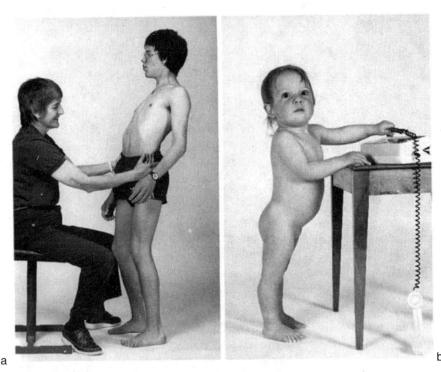

图 3-21 a，b　伸髋需下部腹肌活动。a 腹肌控制能力差的患者伸展髋关节时，如无支撑会向后倒（左侧偏瘫）。b 9 个月大的婴儿只在抓住某物并保持重心充分前移时才能站住。其膝关节过伸。

为了保持重心充分前移，患者不得不采取异常姿势。他常常屈髋关节和膝关节使整个躯干前移。10~11 个月大的婴儿如不握住支撑物或被扶持也将采用同样的姿势（图 3-22 a，b）。靠抓住支撑物来代偿腹肌控制能力的不足时，患者和婴儿均过度伸展膝关节，并且躯干处于更直立的姿势（图 3-22 c，d）。

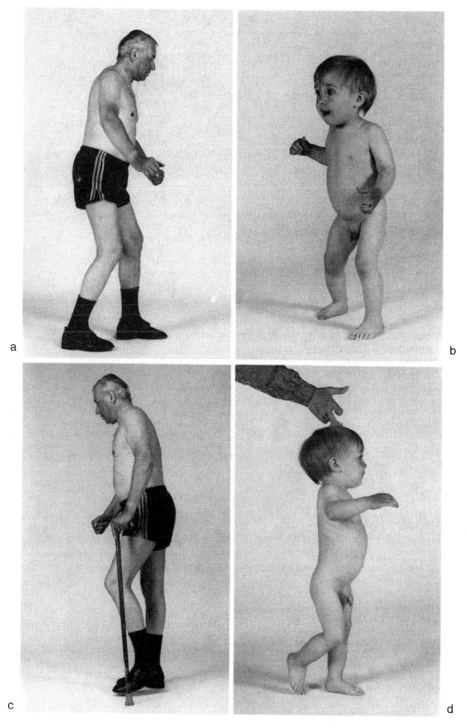

图 3-22 a~d　在没有充分的躯干控制能力的情况下行走。a，b 为了防止向后倒，患者（a）（右侧偏瘫）和 11 个月大的婴儿（b）独立走最初几步时，髋关节和膝关节屈曲。双上肢和手均屈曲以代偿不充分的躯干稳定性。c 在支撑下，膝关节进一步伸展（右侧偏瘫）。d 仅用一个手指支撑就可伸展髋关节和膝关节。

　　患者所采取的一种变通的代偿站立姿势是胸椎后凸，这种姿势在行走时也常常见到（图 3-23 a）。患者靠胸椎屈曲确保体重位于重心后不太远的位置。正常情况下"站立位时压力的中心位置波动在重心的垂直投射稍靠前的位置"（Murray et al. 1975）。Hellebrandt（Hellebrandt 1938; Hellebrandt et al. 1938, 1940; Hellebrandt & Braun1939）报告中指出，重心的垂直投射位置通常位于前面距侧踝 5cm。由于足跖屈肌张力过高，患者的重心通常很靠后，在持重或因缺乏充分的保护反应而惧怕向前倒时，作为下肢伸肌共同运动的一部分，足主动跖屈。3 岁的幼儿以相似的姿势站立，其胸椎后凸，腰椎前凸（图 3-23 b）。通常在多年后腹肌活动发育完全时，腰椎的过度前凸才会消失。

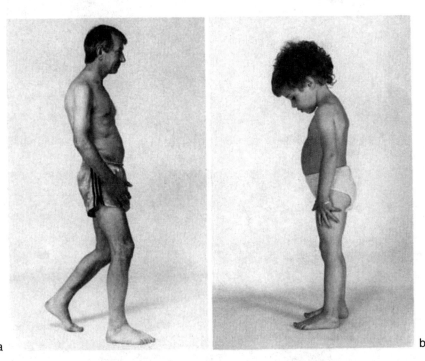

a　　　　　　　　　　　　　　　　　　　　　　　　　　　　　　　　b

图 3-23 a，b　胸椎屈曲以保持重心前移。a 患者以典型胸椎后凸姿势行走（右侧偏瘫）。b 3 岁幼儿呈相似的姿势。

（七）行走时的困难

1. 支撑相

　　患者不能充分地向患侧腿转移重心。为此，他用健侧腿向侧方相当快地迈一小步，像保护性地迈步一样以获得平衡（图 3-24 a）。9 个月大的婴儿在握住他人的手时呈相似的行走模式（图 3-24 b）。

　　由于位于前面的骨盆不上提，并且髋关节不伸展，腹肌活动不足的患者膝关节会过度伸展（图 3-25 a）。9 个月大的婴儿在支撑下站立或行走时也过度伸展膝关节（图 3-25 b）。

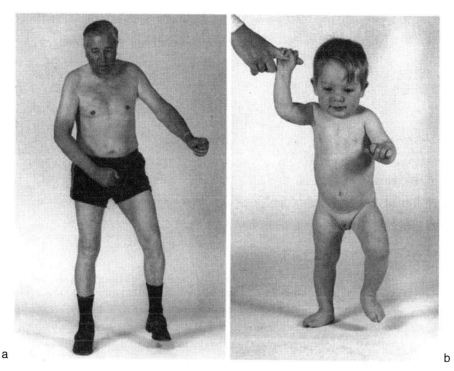

图 3-24 a，b 重心不能侧移。a 患者健侧腿向侧方快速地迈一小步（右侧偏瘫）。b 9 个月大的婴儿仍需握住某物并且也向侧方迈步。双臂和手屈曲。

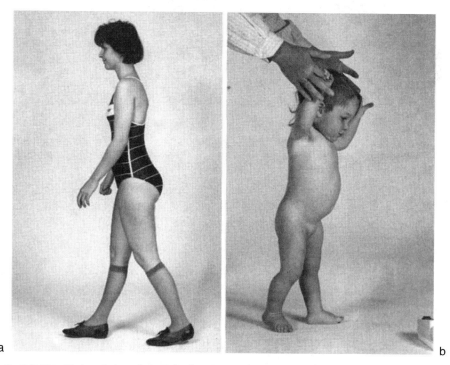

图 3-25 a，b 由于下部腹肌活动不充分，在支撑相膝关节过度伸展。a 骨盆保持前倾并且髋关节不伸展（右侧偏瘫）。b 9 个月大的婴儿的典型行走模式。

如果下部腹肌的活动不与下肢的选择性伸展同时进行认真而正确的训练，那么在如步态的支撑相这样的持重活动中，患者的膝关节会过伸。在 Knutsson 和 Richards（1979）进行的研究中，"除轻偏瘫患者外，所有患者在行走时均可见膝关节过伸"。

这是一个很常见的问题，即使是在无须任何帮助也能独立安全行走的患者身上也同样可以见到。伴有膝关节过伸时，踝关节不能完全背屈，跖屈肌过高的张力会进一步加重。其结果是跟腱缩短，由于支撑相膝关节向后运动，健侧腿的摆动相是有意识的，而正常行走时是反应性的。患者必须屈曲髋关节和膝关节，以便把足移向前方，步长明显减小，能量消耗增加（图 3-26 a，b）。由于髋关节和膝关节一起向后运动，患者不能把骨盆带向前超过患侧腿，所以体重滞留于重心后方，而不是在其前方，在 3 岁幼儿可见到同样的行走模式，呈健侧腿屈曲的有意识的摆动（图 3-26 c）。

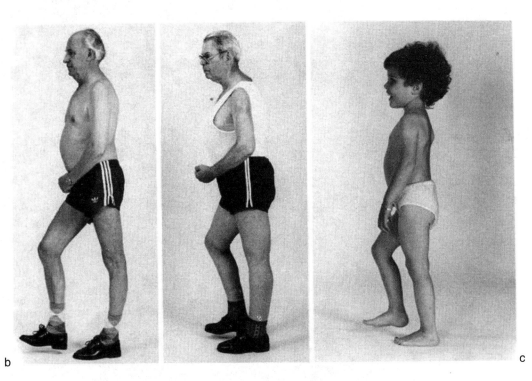

a，b　　　　　　　　　　　　　　　　　　　　　　　　　　　　　c

图 3-26 a~c　当重心靠后时，健侧腿呈非反应性迈步。a 患侧膝关节过度伸展，踝关节跖屈（左侧偏瘫）。b 健侧腿有意识地抬起向前摆动（左侧偏瘫）。c 3 岁的幼儿有意识地抬起下肢向前迈步。

2. 摆动相

由于没有躯干肌从上方悬吊，患侧骨盆在无患侧腿支撑时下垂。躯干侧屈肌不能提起下垂的骨盆。患侧腿显得太长，在摆动相开始时患侧腿仍持重（图 3-27）。阳性支持反射常使下肢伸肌张力增加，这使髋关节和膝关节屈曲即使不是不可能，也是很困难。患者不得不利用各种代偿机制，以便把患侧腿带向前面：

– 患者向健侧过度地移动骨盆，结果当向前移动患侧腿时，通常伴有内收（图 3-28 a）。

– 10 个月大的婴儿也向侧方移动骨盆（图 3-28 b）。

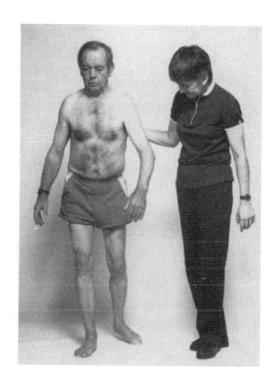

图 3-27 在患侧腿摆动相开始时，患侧腿仍在持重（左侧偏瘫）。

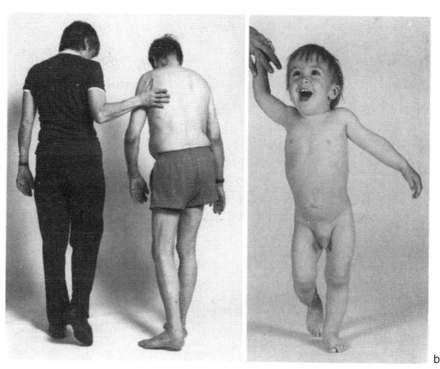

图 3-28 a，b 骨盆向持重腿移动以便代偿不充分的躯干侧屈肌。a 患侧腿将要向前迈步（左侧偏瘫）。b 10 个月大的婴儿呈相似的模式。

－由于难以稳定胸椎，患者不能向健侧腿转移重心，患侧足以屈肌共同运动模式迈步。当患者将患侧骨盆上提并后缩时，躯干屈曲，为了前移患侧腿，患侧髋关节做弧形运动（图 3–29 a）。9 个月大的婴儿采用相似的模式使腿抬离地面，而不是向支撑的腿转移重心（图 3–29 b）。

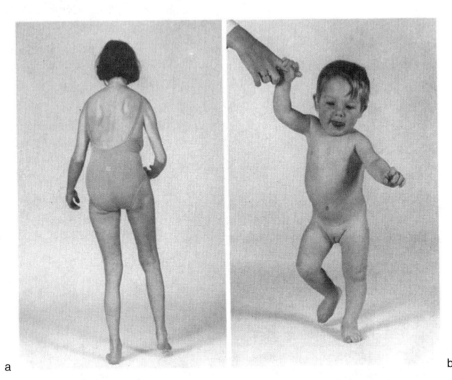

a

b

图 3–29 a，b 患侧骨盆上提并后缩，髋关节做弧形运动。a 患者前移患侧腿（右侧偏瘫）。b 9 个月大的婴儿呈相似的模式。

－某些患者健侧足跟抬起，以便患侧腿能更好地抬离地面。患侧腿太长，不是由于患侧踝关节不能背屈，也不是因为膝关节不能屈曲，而是因为患侧骨盆下垂，腹肌作为侧屈肌不能从上方提供支撑（图 3–30）。

－由于用力上提患侧腿以便前移，患侧上肢呈屈曲痉挛模式。因为患侧腿以共同运动模式有意识地屈曲，患侧膝关节在摆动相结束时不能伸展，患侧足跟前移距离不足以达到正常的步幅。作为共同屈曲模式的一部分，患侧足常内翻，因此有扭伤踝关节的危险（图 3–31 a）。3 岁幼儿行走时下肢仍呈有意识地向前摆动（图 3–31 b）。

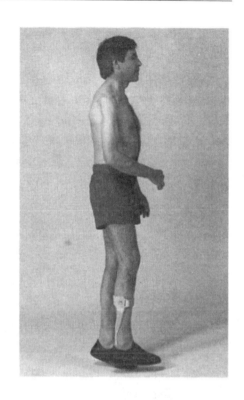

图 3-30 健侧足跟抬起以便使患侧足离地（右侧偏瘫）。

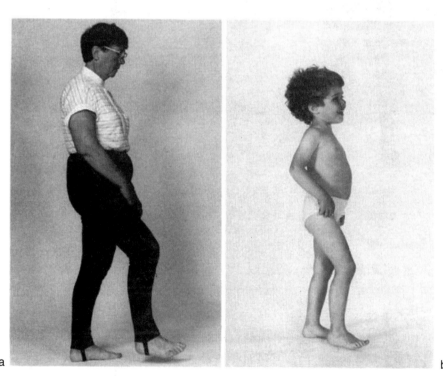

图 3-31 a，b 摆动相患侧腿有意识地屈曲。a 用全屈模式前移患侧腿，在摆动相结束时患者不能伸展膝关节（右侧偏瘫）。b 3岁幼儿有意识地屈曲下肢向前迈步。

3. 行走缓慢而费力，伴步宽过大

患者行走时支撑面宽，因为支撑面窄时需要更稳定的躯干活动。由于患侧足置于侧方而不是前方，故行走速度变慢。"和同龄正常人比较，偏瘫患者由于步幅小，每分钟的步数少，行走速度较慢"（Dettmann et al. 1987）。

步宽增大、步速减慢导致特定距离内所需步数增加，使行走非常费力且变数增加（图 3-32 a）。婴幼儿首次开始独立行走时，会感到同样的困难，通常在迈几步后会突然坐下（图 3-32 b）。和刚学习走路的婴儿一样，尽管加大了支撑面积，患者仍然会感觉非常没有把握。

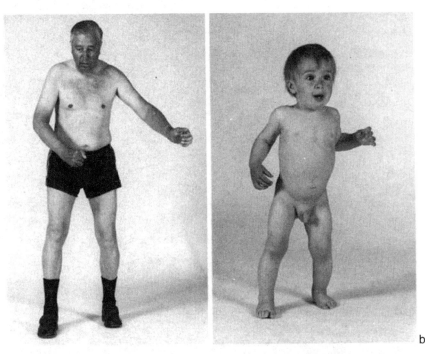

a   b

图 3-32 a，b   行走时支撑面宽。a 患者更偏向于向侧方而不是前方迈步，步幅明显减小（右侧偏瘫）。b 11 个月大的婴儿首次独立行走时表现为同样的模式。双上肢代偿躯干稳定性的不足。

婴幼儿迈最初几步时，会因为其勇敢和掌握了技巧而受到表扬，而偏瘫患者则会因坚持用手杖或完全不愿走路而常受到指责。不应忘记不管是偏瘫患者还是正常发育中的婴儿所经历的困难是选择性躯干控制能力不足引起的，而不是由于缺乏主动性引起的。

即使患者的能力提高了，可独自四处活动了，他仍倾向于用比正常人大的步宽和慢的步速行走。从他们上肢的位置可明显地看出他们用力的量和尝试代偿不充分的躯干活动所付出的努力的大小（图 3-33 a）。他还倾向于保持头于一个固定位置并且注视前面的地面。20 个月大的幼儿也通过保持上肢于固定位置来帮助稳定躯干（图 3-33 b）。具有相当高行走能力的患者，只有在上肢因某种程度的肌紧张失去反应性的摆动，步宽稍增大，步幅减小，

速度减慢时，才能表现出这些困难（图 3–34 a）。幼儿在紧张时呈相似的模式（图 3–34 b）。

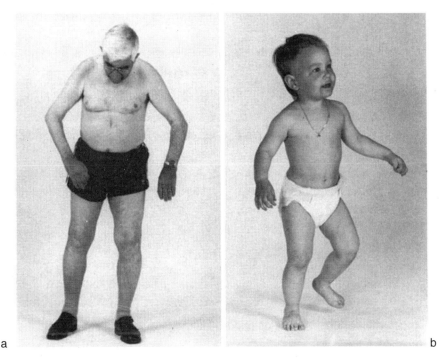

图 3–33 a，b　保持头和肩于固定位置以便代偿不充分的躯干控制能力。a 患者耸肩，注视地面（右侧偏瘫）。b 20 个月大的幼儿，其手臂和肩部紧张。

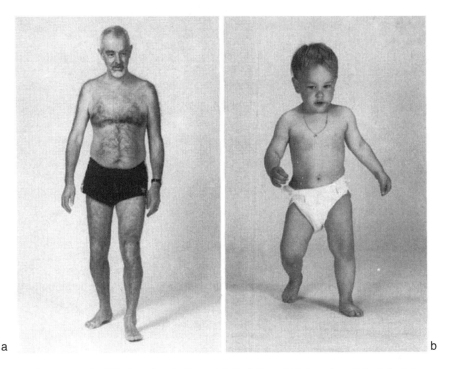

图 3–34 a，b　困难不太明显。a 患者随意地行走，但仍显示出步宽大，步幅小，无蹬离期且上肢呈某种程度的紧张（右侧偏瘫）。b 21 个月大的幼儿呈非常相似的模式。

4. 上肢的联合反应

　　无论何时当患者所进行的活动费力，并且其肌肉控制能力仍不足以进行该活动时，则出现联合反应，这在上肢尤其明显。行走是一种高度协调的活动，需要几乎全身的肌肉来控制。当患者独立行走时，常可见到上肢痉挛明显加重。患侧上肢通常抬起呈屈曲痉挛模式。患者自然对屈曲的上肢对外观产生的影响而感到困扰。上肢张力增加更进一步妨碍患者随意地、自如地行走（图 3-35 a~c）。

　　上肢张力过高如同一个晴雨表，提醒治疗师，患者丧失了近端稳定性和选择性活动。20 个月大的幼儿在精神紧张的瞬间呈相似的模式（图 3-35 d）。

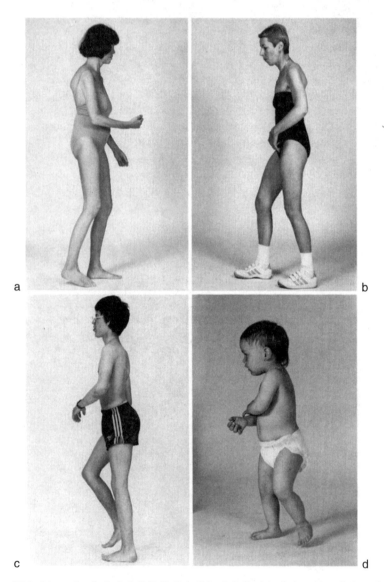

图 3-35 a~d　由于用力或精神紧张引起的上肢联合反应。屈肌痉挛加重。a 摆动相开始（右侧偏瘫）。b 支撑相结束（左侧偏瘫）。c 抬健侧腿（左侧偏瘫）。d 20 个月大的幼儿焦急地找妈妈。

（八）上肢活动时的困难

如果能主动地控制肩胛骨和肩关节，使其处于所需要的位置并保持稳定，上肢和手才能发挥功能性作用。近端的控制有赖于选择性躯干活动。只有胸椎和肋骨为有关肌群提供充分的固定或基础，肩胛骨才能保持动态的稳定。

患者难以控制肩胛骨的位置（图3-36 a，b）。在所有起始位置，双侧肩胛骨的内缘倾向于脱离胸壁。

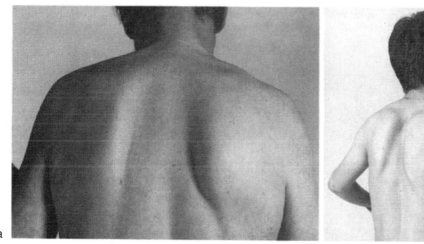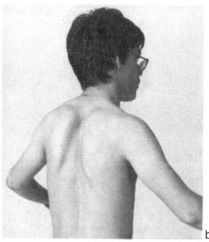

图3-36 a，b　双侧肩胛骨呈典型的翼状。a 坐位上肢放松时（左侧偏瘫）。b 上肢主动抬起时（左侧偏瘫）。

当活动患侧上肢时，患者试图使用代偿机制，并常常靠固定对侧肩胛骨或上肢于某一位置来稳定患侧肩胛骨（图3-37）。这样的固定妨碍了正常地使用双侧上肢进行功能性活动。在仰卧位由于身体的重量压在支撑面上而使肩胛骨得以稳定，患者才能更好地活动上肢。但患者只能以肩关节内旋位伸展患侧上肢，因为外旋需要腹肌收缩来保持肋骨于下降位（图3-38）。

Bohannon 和 Andrews（1987）注意到肩关节周围的一些肌群较其他肌群更易受影响。例如，外旋肌和外展肌的肌力下降较其拮抗肌明显。外旋和外展都需要胸廓与肩胛骨的固定。

当患者外展患侧上肢时，患侧被拉长，患侧肋骨被向上牵拉。当然，肩关节外展肌的主动收缩可以活动患侧上肢，但只能以共同运动的模式活动（图3-39 a，b）。由于丧失了对侧躯干提供的稳定作用，甚至健侧上肢的活动也受到了影响（图3-40 a，b）。

当患者同时活动双上肢时，他不能防止肩胛骨呈翼状（图3-41 a）。当他试图活动患侧上肢时，通常过度伸展脊柱，结果抑制了腹肌，进一步损害了前锯肌的作用。为了利用躯干的伸展，许多患者实际上从髋关节处前倾躯干。9～10个月大的婴儿显示同样缺乏肩胛骨的稳定性（图3-41 b）。

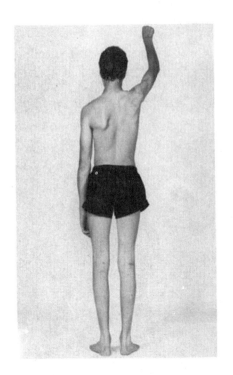

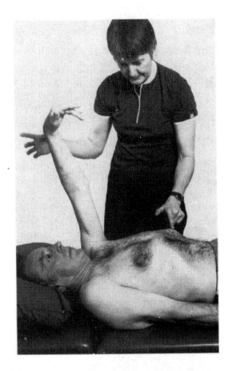

图 3-37 通过代偿性地固定健侧肩胛骨来稳定患侧肩胛骨（右侧偏瘫）。

图 3-38 只能使用肩关节内收内旋肌，以共同运动模式伸展上肢（左侧偏瘫）。

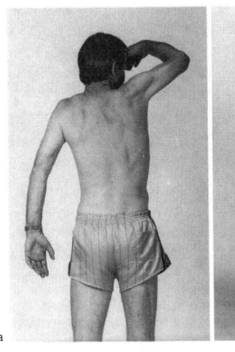
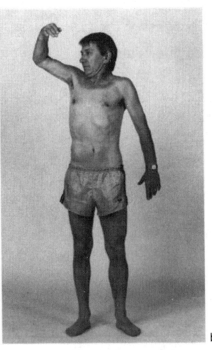

a   b

图 3-39 a，b 上肢以屈肌共同运动模式外展（右侧偏瘫）。a 肩关节外展肌收缩，但肋骨不能保持下降位。b 没有稳定的肩胛骨作基础，患侧上肢不能向前伸以从事功能性活动。

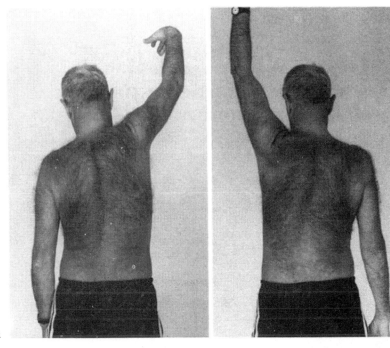

图 3-40 a，b　双侧肩胛骨的控制受到影响（右侧偏瘫）。a 当患侧上肢上举时，该侧肩带上抬。b 当健侧上肢上举时，患侧躯干肌调整不充分。

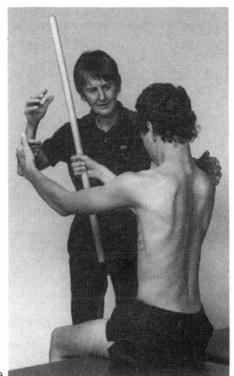

图 3-41 a，b　当活动双上肢时，肩胛骨呈翼状。a 肩胛骨控制能力受损（右侧偏瘫）。b 10 个月大的婴儿缺乏肩胛骨稳定性是正常的。

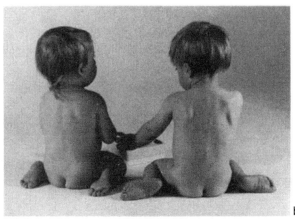

五、结论

偏瘫患者在上述某些方面或所有方面都存在不同程度的困难。谁都知道，盖房子需要坚实的基础。同样，只有躯干提供了这种基础，患者的运动能力才能得到改善。

为了通过成功地康复以提高患者的生活质量，治疗必须包括所有方面，因为各个方面互相影响。如果认真准确地进行后面章节所述的活动，许多患者的能力将会得到改善。在进行选择性活动前，应先抑制痉挛。像许多患者常常表现的那样，经过准确而持续的治疗，在发病一年后，运动控制能力的改善和有效的功能恢复并不一定会停止（图 3-42），但能取得这样的成绩对治疗师和患者来说都是最高的奖赏。

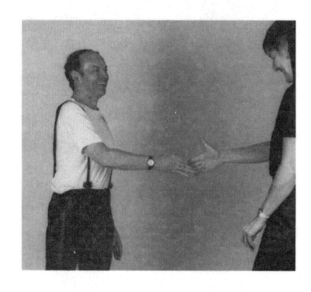

图 3-42　偏瘫后经过三年的治疗，终于能够与人握手（右侧偏瘫）。

第二篇

治疗性活动

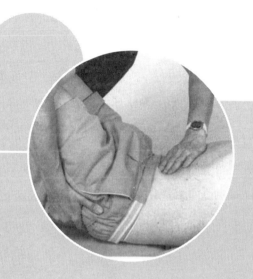

我知道，
他不再是拖累。
他并未消沉，
他仍是我的弟兄。

第 *4* 章
卧位活动

在偏瘫发生后的早期，患者没有躯干肌的运动控制能力，可以先练习卧位活动，为进一步对抗重力活动做准备。在卧位，患者不必对抗重力保持躯干直立，伸肌活动较少，不需过多用力，治疗师能够确保患者所进行的运动精确和省力。同理，不仅在偏瘫康复早期，在各康复阶段，患者都可以从卧位活动的练习中受益，例如行走中的摆动相、谈话及呼吸功能等。

一、促进呼吸运动

（一）被动活动胸部

由于脊柱伸展和腹肌张力丧失，患者的胸骨和肋骨常常抬高，肩带也是如此（图4-1）。在做活动前，治疗师应先纠正患者胸部的姿势。治疗师站在床头，将双手分别放在患者季肋部的前外侧，依靠体重使其肋部向下、向内运动，被动地重新恢复胸部正常位置（图4-2）。在患者持续平静呼吸的同时，治疗师保持患者胸部于正常位置是有益的。将肋部保持于矫正后的正常位置，腹式呼吸将自然地发生，这样也可激活所需的肌肉。

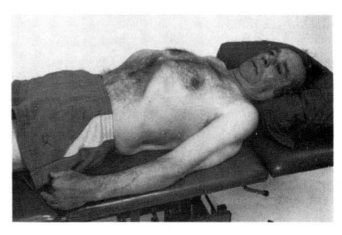

图 4-1　仰卧位，下胸廓和肩带抬高（左侧偏瘫）。

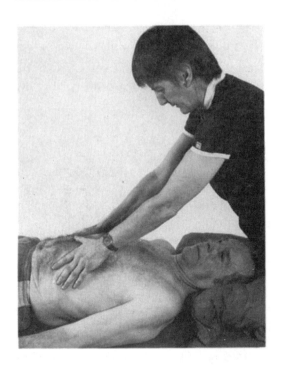

图 4-2　被动纠正患者胸廓姿势（左侧偏瘫）。

（二）辅助呼气

治疗师站在患者一侧，将双手放在患者胸廓两侧，向下、向内压迫以辅助呼气运动。当患者呼气时，要求他发出长而持续的声音（图 4-3）。在呼气末，当治疗师减少辅助活动的力量时，患者尽力主动地保持在这个呼气矫正位置。

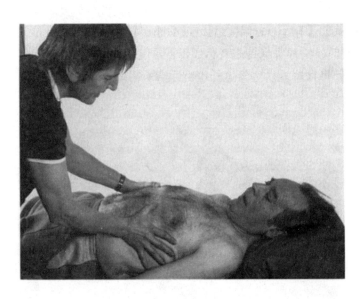

图 4-3　辅助呼气，患者头部放在枕上，呼气时发出长的元音（左侧偏瘫）。

（三）促进腹式呼吸

治疗师将双手分别放在患者两侧季肋部，使其被动地向下、向内运动至矫正位置（图4-4 a，b）。她用一只手的拇趾和其他各指保持这个位置，并要求患者平静地呼吸，用另一只手指导患者在吸气和呼气时使腹部起落（图4-5）。

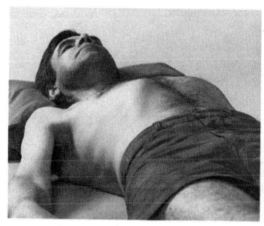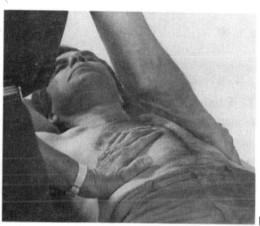

图4-4 a过度伸展脊柱，使胸廓维持在被迫吸气的位置（右侧偏瘫）。b在促进正常的呼吸模式前矫正胸廓位置（右侧偏瘫）。

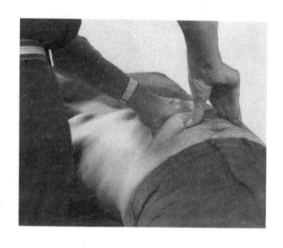

图4-5 促进腹式呼吸。治疗师一手保持患者的肋部向下，另一只手辅助呼吸运动（右侧偏瘫）。

二、上部躯干屈曲和旋转

当被动地使上部躯干屈曲和旋转时，可以抑制肢体痉挛，而主动进行时则刺激腹斜肌的活动发生。治疗师的手可先帮助健侧躯干向前旋转，以抑制患侧过高的肌张力，为下一步使患侧向前运动做准备。患者仰卧在病床上，双腿伸展、外展、外旋。下肢的这种位置有利于骨盆稳定和躯干运动发生。不管是使健侧还是患侧旋向前，治疗师对患者两侧的支持与促进是相同的，所不同的是，当患者向健侧屈曲和旋转时，躯干的回缩肌过度活动将对抗该运动，此时，需治疗师给予更多的帮助。

（一）辅助被动活动

治疗师站在患者侧面，面向躯干，将患者远侧前臂放在自己肩上，然后治疗师双手重叠放在最接近患者头部的肩胛骨上。

当治疗师通过自己重心的侧移牵拉患者的胸廓向前、向对侧髋关节方向运动时，患者要完全放松。治疗师指导患者头部放在枕上，不要给运动以阻力，使该活动完成（图4-6）。如果患者非常僵硬或不能完全放松，躯干可能向伸展状态旋转，期望的活动就不会出现（图4-7 a）。治疗师应仔细观察运动和胸廓的位置，必要时，她可用一只手放在患者胸骨下部或季肋部向下压，以确保躯干上部旋转、屈曲的发生（图4-7 b）。被动运动程序持续到患者屈曲或旋转时治疗师不感到有阻力为止。

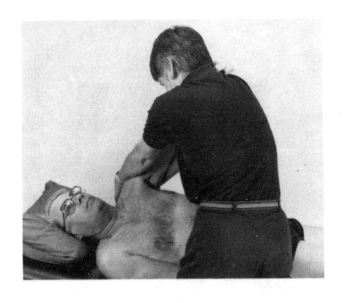

图4-6 被动屈曲、旋转胸廓，患者头部放在枕上（左侧偏瘫）。

（二）促进主动活动

治疗师使患者上部躯干尽可能充分地屈曲、旋转，然后要求患者抬起头。她用一只手帮助患者头部运动以达适当位置，即患者的下颌与胸廓的中线对齐，患者头部主动保持向上一定程度的侧屈位置（图4-8）。

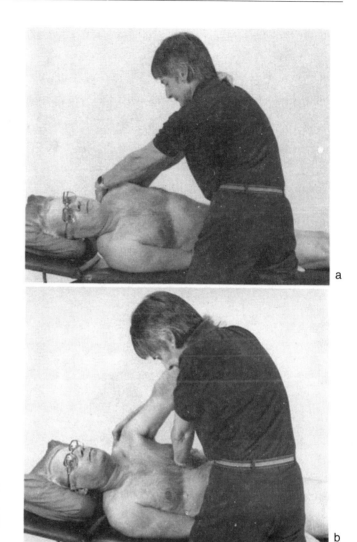

图4-7 确保胸椎屈曲。a仔细观察患者胸椎可见其伸展而不是屈曲（左侧偏瘫）。b治疗师向下，向内压胸壁以便使躯干屈曲（左侧偏瘫）。

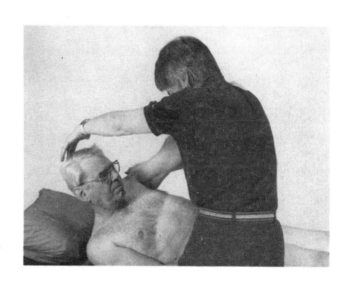

图4-8 患者主动保持躯干的位置，然后将其头部引导到正确位置。治疗师减少帮助的量（左侧偏瘫）。

当治疗师放在患者肩胛骨后面的手给予患者的支持逐渐减少时，鼓励他主动保持头和躯干的位置。

如果患者做该运动仍困难，或需矫正躯干姿势并增加躯干侧屈的程度，治疗师可给予额外的支持。她可将一只手臂放于患者的枕后及患侧肩部，引导患侧肩向足部方向运动，其手臂也有助于使患者头部达到正确位置，另一只手将患侧季肋部向下压，帮助该侧腹肌活动（图4-9）。躯干的侧屈是非常重要的，因为抗重力侧屈活动需要几乎所有的腹肌参与。

在使患侧向前时，治疗师可能需支撑患侧手臂以防止患侧手从她肩上滑落。通常治疗师的手臂要提供充分固定，或者治疗师向一侧屈颈，用她的面颊帮助保持患者手臂的位置。当躯干旋转重复进行时，整个上肢肌张力将受到抑制，患者手臂将能够仍留在她肩上。向两侧重复进行这种练习，直到治疗师需要提供的帮助减至最小（图4-10）。

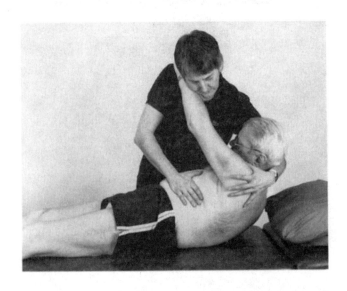

图4-9　治疗师帮助患者躯干屈曲、旋转和侧屈，她用手帮助患者肋部向下、向内移动，而患者的手臂放在治疗师头部（左侧偏瘫）。

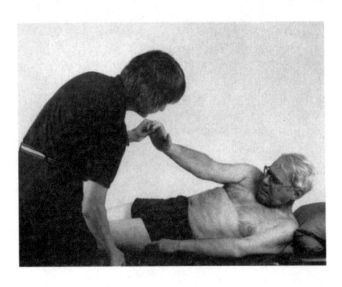

图4-10　在治疗师稍加帮助下，患者的躯干上部主动屈曲和旋转。

三、肩胛骨主动前伸并激活腹斜肌

当患侧手臂抬高时，许多患者很难使肩胛固定在背部（图4-11 a），他必须认真仔细地训练正确活动，以避免出现代偿运动（图4-11 b）。

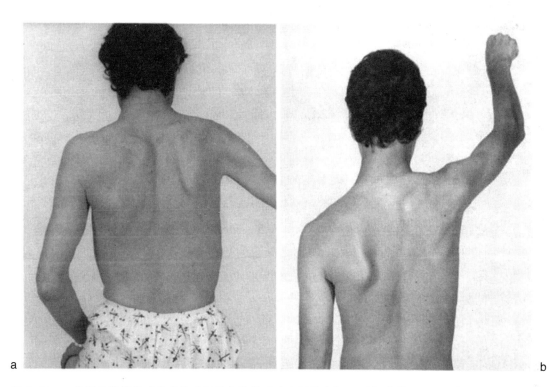

a   b

图4-11 a患侧手臂抬高时典型的肩胛骨失控表现（右侧偏瘫）。b对侧肩带肌收缩，代偿性稳定患侧肩胛骨（右侧偏瘫）。

患者仰卧位，治疗师在其健侧季肋部内侧向下压，然后将其伸直的上肢放于肩关节屈曲90°、外旋位，并要求他保持在这个位置，而不要使肋部再向外移动（图4-12）。只要患者能够主动保持肋骨在这个位置上，他就可以慢慢移动上肢至外展位，然后再回到原位。之后，治疗师引导患侧手臂再做同样的活动。要求患者平静呼吸，同时，不要失去上肢的控制并避免肋部抬高。肋骨小范围地对抗腹斜肌的活动，可以进一步激活腹斜肌活动（图4-13）。

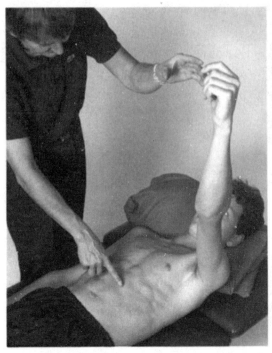
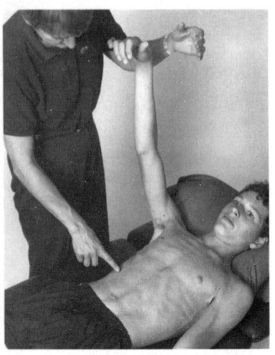

图4-12　当健侧手臂放于垂直位置时，主动保持肋骨向下（右侧偏瘫）。

图4-13　当患侧手臂被置于伸直、肩关节屈曲90°位时，主动保持肋部位置，并能平静呼吸，肋部位置不变（右侧偏瘫）。

抬高肘部

患者仰卧位，治疗师轻轻握住健侧手臂，使其抬高至肩肘屈曲90°位。重复进行这个动作，指导患者肘部抬高指向天花板（图4-14 a），患侧手臂也进行同样的活动。如有必要，治疗师牢固地握住患侧手臂，支持其重量并保持在这个位置（图4-14 b）。该活动应仔细、轻柔地进行，以避免他抬起肘部时伸展脊柱。肘部屈曲位可以消除胸部肌群的过多活动，而后者通常是在上肢伸肌共同运动、肘部伸展时最活跃的肌群，此时，患者的头部应放松地放在枕头上。

当患者不过度用力就能交替地、有节奏地抬高肘部时，治疗师要求患者在抬高患侧手臂时，保持健侧手臂也置于相同位置。然后患者抬起头，同时保持双肘位置不变（图4-14 c）。

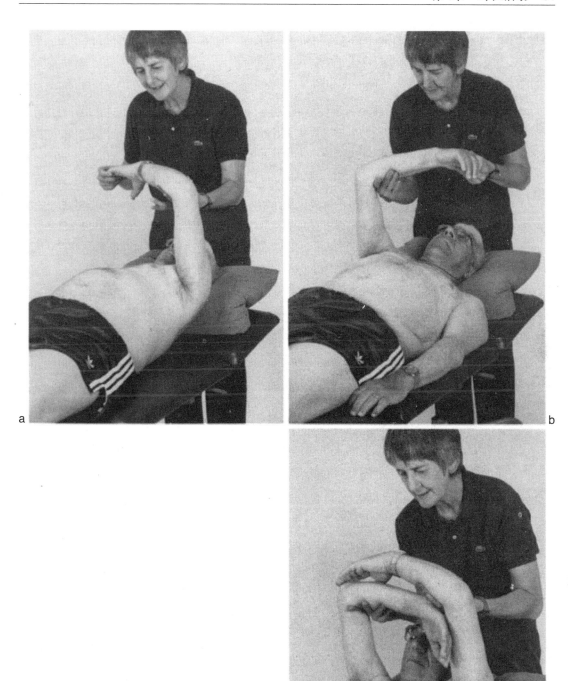

图 4-14 a~c　朝上抬高肘部（右侧偏瘫）。a 健侧手臂抬高。b 患侧手臂抬高。c 患侧肘维持上举位，健侧手臂也抬至同样位置，然后患者抬起头。

四、翻身至俯卧

（一）向患侧翻身

由于躯干屈肌主动控制能力丧失，患者通常以伸肌模式翻身至俯卧位，动作开始时用健侧上下肢推床（图4-15）。在康复的各个阶段，都可以促进患者躯干主动屈曲，从仰卧位主动翻身到侧卧位，然后再回到仰卧位，以改善患者躯干的控制能力。这个活动可以在床上、垫子上或合并起来的检查床上进行。不要让患者在狭窄的检查床上做这个活动，因为患者常常会害怕摔到地上，并且运动空间有限。

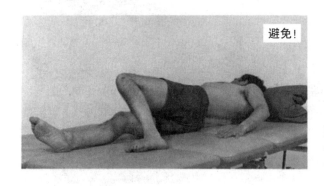

图4-15　患者翻身时表现的典型模式，健侧伸展（右侧偏瘫）。在翻身中需避免这样的动作发生。

治疗师跪在患者患侧，将患侧手臂抱于腋下，用手从下方支撑患侧肩以保护肩关节（图4-16）。治疗师调整关节活动范围，以不引起疼痛为度。

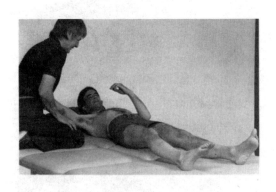

图4-16　向患侧翻身的起始位置（右侧偏瘫）。

然后要求患者将健侧腿和手臂向上、向前抬起，移向治疗师，不能用足蹬身后的治疗床（图4-17 a）。在运动受控制的情况下，患者把健侧腿轻轻移动到身体前面的治疗床上，使整个下肢轻松地放在治疗床上，而不是在放下健侧腿时仅拇趾抵住支撑面。最初患者头部始终放在枕上，当他能够正确地向侧卧位翻身，再回到仰卧位后，他可抬起头来。

患者在治疗床上通过外展的形式抬起健侧腿，躯干旋转回到仰卧位，再慢慢地将腿放到治疗床上（图4-17 b），以这样的方式提高腹肌对此活动的支持力度。

一旦患者学会了这种运动顺序，就要求他从仰卧位向患侧翻身时抬起头，并保持住。抬头可以触发向患侧旋转及翻身活动（图4-17 c）。当回到仰卧位时，主动保持头部位置，直到健侧腿放回到支撑面上（图4-17 d）。

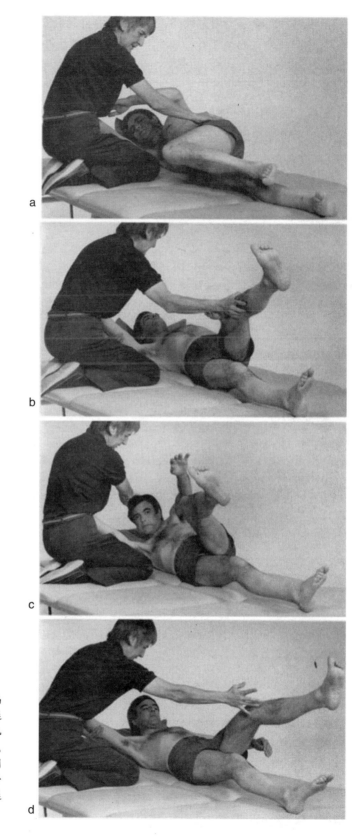

图 4-17 a~d　向患侧翻身（右侧偏瘫）。a 患者头部放在枕头上，健侧腿向上向前抬起，足不蹬床。b 当他恢复到仰卧位时，慢慢放下健侧腿。c 患者翻身时抬起头，然后将健侧腿和手臂向前摆。d 当患者回到仰卧位时，主动保持头部位置，慢慢将腿放下。

　　当患者能够适当用力翻向一侧，然后再回到原位时，治疗师的帮助就应减少。她可以仅引导头部到正确位置并拉健侧手向前，促进翻身活动完成（图4-18 a）。当患者恢复到仰卧位时，患侧手臂尽量放在治疗床上，自觉地抑制屈曲（图4-18 b），最后达到在无任何帮助的情况下，重复整个运动活动（图4-18 c）。

　　然后，治疗师可以促进患者翻过身呈俯卧位。她一手握住患者健侧手向前，另一手帮助患侧手臂保持抬起。至完全俯卧时，躯干及髋关节均保持伸展的姿势（图4-19）。

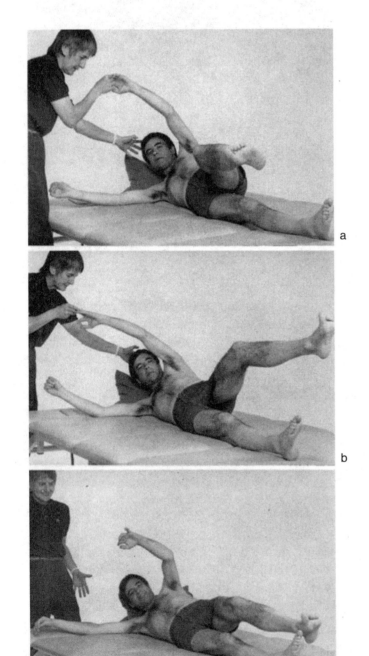

图4-18　在较少帮助下向患侧翻身（右侧偏瘫）。a患者抬头，主动摆腿向前，治疗师引导其健侧手向前。b在稍加帮助下慢慢回到仰卧位。c在无帮助下翻身，并保持患侧手臂伸展。

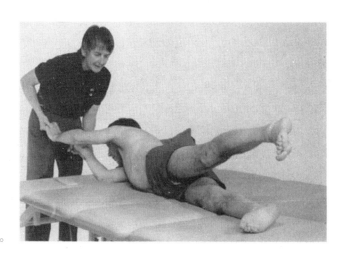

图 4-19 从右侧向俯卧位翻身。

（二）向健侧翻身

一个未受过训练的患者向健侧翻身，通常是通过头部伸展抵住枕头或支撑面，背部伸肌用力带动患侧伸展的下肢向前（图 4-20）。

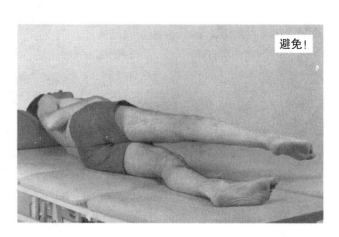

避免！

图 4-20 向健侧翻身时，患者表现出不适当的伸展模式（右侧偏瘫），应避免。

治疗师跪在患者健侧，以接近正常的方式帮助患者带动患侧骨盆和下肢向前移动，由于治疗师需用双手促进这个活动，所以患者要双手交叉握住，在健侧手臂的帮助下带动患侧手臂向前（图 4-21 a）。

翻身回到仰卧位时，治疗师帮助患者从治疗床上抬起患侧腿，在转过身后，再要求他将患侧腿慢慢放回到治疗床上（图 4-21 b）。

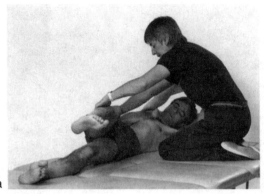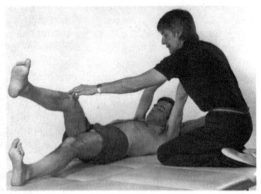

图 4-21 a，b 向健侧翻身（右侧偏瘫）。a 患者的双手交叉握住，治疗师帮助患侧腿活动。b 当患者躺回到仰卧位时，患侧腿再慢慢放到支撑面上。

当患者能够在不用帮助的情况下抬患侧腿向前时，治疗师可以仅拉其患侧手促进翻身，也可以通过指导患者头部屈曲伴旋转，促进翻身（图 4-22 a）。当患者翻回仰卧位后，再慢慢放下腿和头到支撑面上（图 4-22 b）。

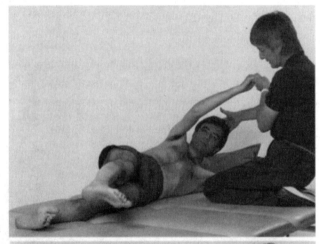

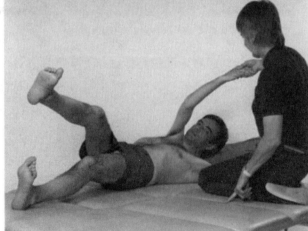

图 4-22 a，b 在较少帮助下向健侧翻身，再回到仰卧位（右侧偏瘫）。a 患者主动抬患侧腿向前，治疗师引导头部到正常位置。b 翻回到仰卧位，不伴患侧上肢屈曲。

然后可以促进患者向俯卧位翻身。治疗师站在治疗床的床头，通过拉患侧手向前，引导患者头部屈曲、旋转，翻到俯卧位后伸展，以此促进翻身运动。在此过程中，要求患侧腿始终悬起，直到完成俯卧位后再放下（图4-23 a，b）。

由仰卧位向俯卧位翻身需要躯干对屈曲伴旋转、伸展和侧屈的控制能力。头部的翻正反应也受到刺激。由于躯干旋转，上肢远端的痉挛减轻。正确翻身将改善患者的行走能力，并可用于康复训练的整个过程中。当患者躯干的控制能力提高后，治疗师的支持和促进就应该相应地减少。

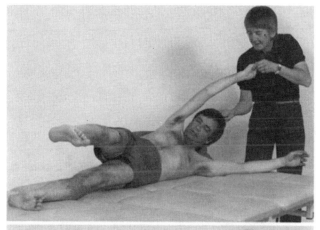

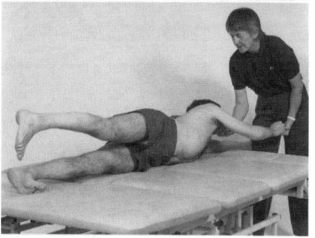

图4-23 a，b 从健侧向俯卧位翻身（右侧偏瘫）。a帮助颈部和躯干旋转。b帮助颈部和躯干伸展。

五、下部躯干屈曲和旋转

首先向患侧运动，通过躯干旋转，患侧肌张力受抑制，随后可使患侧向健侧运动更易发生。患者仰卧位，放松，治疗师将患者双腿屈曲，使髋关节接近屈曲90°，要求患者完全放松，并将双膝屈曲靠到治疗师身上，这样患者无须用力（图4-24 a）。治疗师通过弯曲自己的双膝，旋转患者的腰椎，注意运动不要发生在上部胸椎。

治疗师将一只手放在患者骶部，用上臂或身体支撑患者双腿，然后侧移重心，屈曲患者腰部，被动地移动患者骨盆。另一只手保持患者胸廓向下，用食指和拇指指明运动发生的部位。从上面看，该位置约为肚脐的水平。当治疗师将患者骨盆向前拉时，患者髋关节屈曲的角度不变，就如治疗师在患者双腿之间向上推骶尾部。如果患者的上肢妨碍运动，他可以屈肘将手放在胸前（图4-24 b）。当此被动运动不感到任何阻力时，治疗师要求患者主动地轻轻收缩下腹部肌肉，配合她活动。这样可减少下腰部伸肌的过度活动，使腹肌收缩，同时也抑制整个下肢的伸肌痉挛。

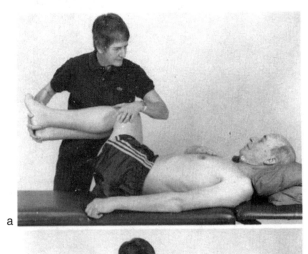

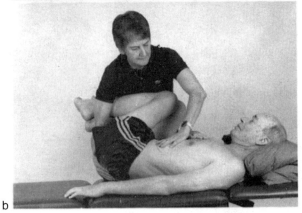

图4-24 a，b　躯干下部被动屈曲、旋转（左侧偏瘫）。a患者完全放松，双腿由治疗师支撑。b治疗师将一只手放在患者骶部，另一只手轻轻固定胸椎使其腰部屈曲。

六、仰卧屈腿位激活腹斜肌

仰卧屈腿位，即髋、膝屈曲，双足平放在治疗床上。患者一条腿交叉放在另一条腿上。治疗师促进位于下面的腿轻柔、有节奏地外展和内收，要求患者主动配合。患者胸部保持不动，双腿的活动引起腹斜肌活动（图 4-25 a，b）。然后换另一条腿在上，重复该运动，治疗师逐渐减少帮助（图 4-26）。该运动在患者抬起健侧手臂，掌心向上，保持肩部屈曲90° 时，需要更多的主动控制，需要胸椎的主动固定，并联合腹斜肌的活动（图 4.27 a，b）。

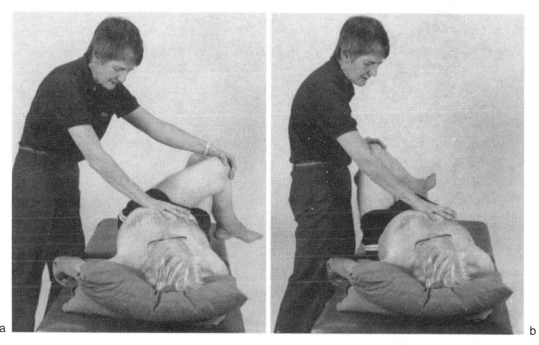

图 4-25 a，b　促进腹斜肌，患侧腿交叉在健侧腿上（左侧偏瘫）。交叉的双腿有节奏地左右运动。治疗师帮助稳定患者胸部。

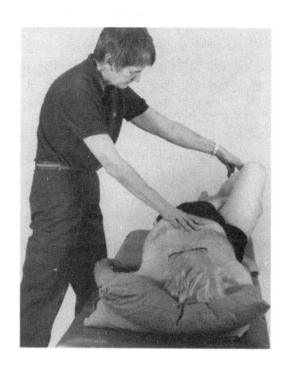

图 4-26　健侧腿交叉放在患侧腿上。双膝以接近行走的节律左右运动（左侧偏瘫）。

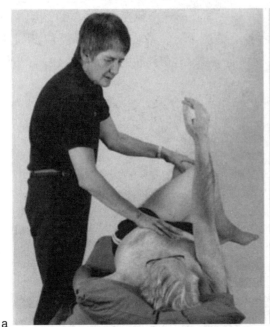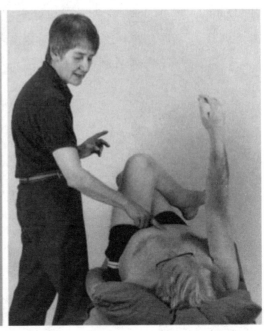

图 4-27 a，b 患者在运动双腿时，健侧手臂垂直前伸，主动保持胸部稳定（左侧偏瘫）。

七、上肢的位置

患者上肢的位置很重要。当进行下部躯干和下肢的活动时，双上肢应放松地放在身体两侧。如果患者上肢痉挛，出现联合反应，治疗师应抑制过高的张力，将上肢重新放回身边，并要求患者在进行活动时患肢放松。治疗师需要在活动中给予较多帮助，或通过改变语言刺激方式以减少患者用力。但为防止患者上肢屈曲，禁止患者将上肢放在头的上方，以防止上肢屈肌痉挛。因为当胸廓抬高、脊柱伸展时，腹肌处在不利的位置（图 4-28）。在这样的位置，几乎可以肯定患者将使用躯干伸肌以稳定骨盆。任何联合反应的出现都可作为一个指标，提示治疗师：这个活动对于患者太难，或自己给予患者的帮助不充分。虽然要求患者双手交叉握在一起，保持在头上方可能会掩盖患侧手臂屈曲痉挛的事实。但是实际上，张力过高仍是存在的，这样健侧手臂可能需要持续用力地牵拉患侧手臂。因此有些患者患上了冈上肌腱炎，引起疼痛并严重影响功能，因为患者在所有的日常活动中都要依赖健侧手臂。因此重要的是患者自己学会在意识上抑制痉挛反应，把上肢放在身体两侧。下部躯干和下肢活动的最终目的是使患者能更正常地行走，并且在行走时上肢能保持放松，以便摆动。

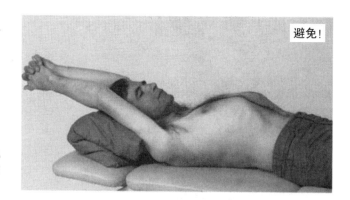

图 4-28 在进行躯干活动时，应避免患者双手举过头顶，因为这样可造成胸廓抬高、脊柱伸展（右侧偏瘫）。

八、桥式运动 *

患者仰卧位，头部放在枕头上，上肢放松，放在身体两侧。在患者屈髋屈膝时，治疗师给予帮助。双足放在治疗床上，足跟不必在膝的正下方。当要求患者从床上抬臀时，通常他都是通过同时伸髋，弓背，有时也用头抵住枕头完成（图 4-29）。为了使活动更具选择性，治疗师应首先教患者收缩下腹肌肉，使骨盆向前上倾斜。治疗师将一只手放在患者健侧臀部，将骨盆向前、向上拉，以促进正确的桥式运动；另一手引导脐部向下并标示脐部周围正是运动发生的关键部位（图 4-30）。

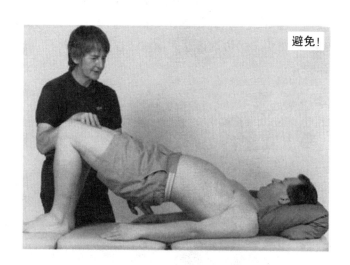

图 4-29 伴随过分伸展的桥式运动（右侧偏瘫）。

---

* 桥式运动：一种有用的重新获得选择性伸髋和腹肌活动的运动。

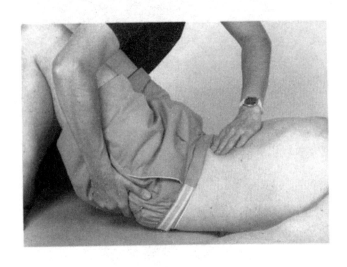

图 4-30　在做桥式运动前，促进骨盆正确的体位（右侧偏瘫）。

　　保持骨盆前面上倾的位置，患者从治疗床上抬起臀部。治疗师要求患者将健侧足抬离治疗床，然后再放下，而臀部始终都悬在空中，这个活动应以接近行走的节奏重复进行。如果不仔细指导患者，他就会直接抬起健侧腿，以强化患侧不充分的髋伸肌。在治疗师的帮助下，患者尽力保持骨盆于水平位，即不使其倒向健侧（图 4-31）。一旦他的健侧足离开了床面，这条腿变成"悬臂"，必须靠上面的肌肉，即腹肌，保持骨盆向上的位置。如果患者健侧手臂上举与躯干成直角位时，"悬臂"效应将增加，因为此时他将不能用上肢下压床面稳定躯干（图 4-32 a）。患侧手臂仍保持在身旁。然而如果患侧手臂出现功能性活动，他就应该将患侧肩屈曲 90°，与健侧手臂平行，两掌心相对做这个活动。

　　当患者做一足先抬起，然后再抬起另一足的交替运动而不伴骨盆向一侧倾斜、下沉时，需要更多的协调运动，他应该以接近正常行走速度的节奏使双足交替地离开床面（图 4-32 b）。

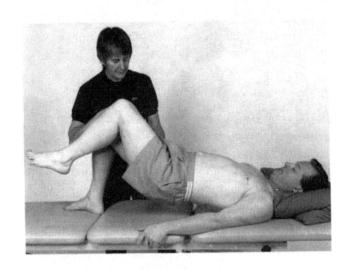

图 4-31　患者抬起健侧足，然后再放下，保持骨盆于水平位（右侧偏瘫）。

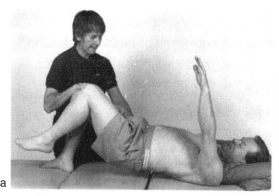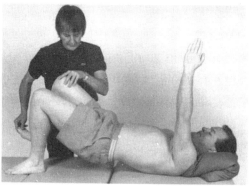

图 4-32 a 当患者抬起健侧足时，保持上肢与身体垂直。b 当患者抬起患侧足时，保持骨盆于水平位（右侧偏瘫）。

许多患者很难保持骨盆于水平位，尤其是当健侧足抬离床面时（图 4-33 a），治疗师应仔细地、以适宜的力量拍打胸部以适当地激活腹斜肌群。当患者将健侧足抬离床面的一刻，治疗师用半握成杯状的手快速、坚定地向下拍打肌肉，提高肌张力，刺激肌肉活动。治疗师利用蚓状肌的活动使手成杯状，手指伸展。她用于拍打的手，沿肌纤维方向，斜角向下，朝脐的方向拍打腹斜肌（图 4-33 b）。

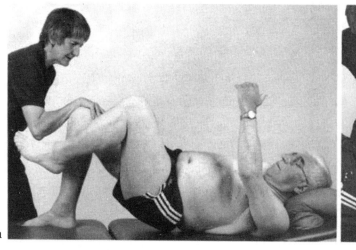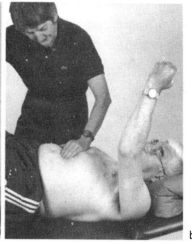

图 4-33 a，b 加压拍打刺激不充分的腹肌活动。a 患者在做桥式运动中抬起健侧足时，不能保持骨盆于水平位。b 治疗师在患者抬起健侧足时，用力拍打腹外斜肌的起始部位（右侧偏瘫）。

九、在活动过程中主动控制患侧下肢

患者仰卧位，治疗师移动患者双腿至屈髋屈膝位，用一手握住患侧足保持踝背屈，足趾充分伸展而不使足内翻。她用拇指和鱼际肌握住所有足趾控制足部，在整个过程中不能用手触足趾掌侧，而应用手指末端压足趾背侧（图 4-34 a）。如有必要治疗师可以用另一只手在膝下予以支持。治疗师要求患者在整个屈肌模式中，主动保持下肢屈曲，而不能出现髋外旋、外展。当他获得更多的控制，能够主动保持住腿的位置时（图 4-34 b），患者跟随治疗师手的引导进行活动，直到最终能够控制患侧腿慢慢伸展放于支撑面上。

治疗师以同样的方式用手握住患者健侧足趾，轻轻引导健侧腿移动（图 4-35）。患者通过腹肌用力尽量保持骨盆和腰部平放在治疗床上。让患者的双腿跟随治疗师手的引导进行运动，活动控制能力将进一步提高。双腿独立地、平顺地移动意味着患者不能用健侧腿稳定骨盆（图 4-36）。患侧腿全范围关节的运动控制能力，尤其是不伴有用力伸展的活动，是行走摆动相的必要条件。该活动先在卧位下练习，然后在站立位下进行（见第8 章）。

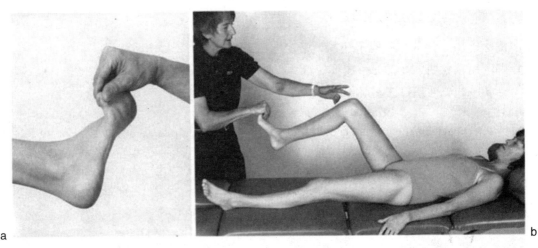

图 4-34 a，b 沿关节活动范围活动下肢以控制患侧腿（右侧偏瘫）。a 治疗师支撑患侧足于背屈位，无足内翻。这是运动控制的关键点。b 当治疗师向支撑面移动患侧腿时，患者主动控制患侧腿的活动。

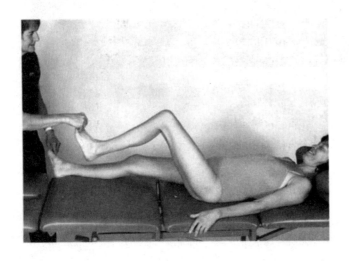

图 4-35 治疗师引导健侧腿屈曲、伸展时，患者保持骨盆于水平位（右侧偏瘫）。

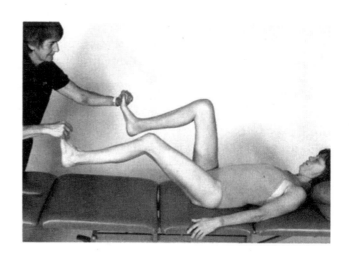

图 4-36　患者双腿主动跟随运动时，防止腰椎前凸（右侧偏瘫）。

十、结论

患侧肢体的选择性活动取决于患者的躯干控制能力。没有所需肌肉的稳定控制，肢体的运动只能以原始的、固定的、粗大的运动模式进行。在卧位下仔细为行走时所需的各种组成的肌肉活动做准备，将会使今后的步态模式更接近正常。

如果在重新获得下肢和躯干的充分控制及选择性活动前，鼓励患者行走，他就会用典型的固定的共同运动模式行走（Perry 1969; Brunnstrom 1970），最终使痉挛增加。即使患者已异常行走几个月甚至几年，如果反复练习卧位活动，仍可进一步改善步态，且可重获自信及自如的步态。

第**5**章
卧位至坐位的活动

从卧位到坐位及从坐位到卧位的活动需要腹肌收缩，以支撑体重及控制运动速度。头和躯干形成一个长杠杆，它们合起来的重量是相当大的。地心引力对躯干的拉力，在身体直立时远小于水平卧位。在患者重新获得腹肌张力和充分的主动控制前，他们从治疗床上主动抬起头和躯干的活动就会有困难。因此，建议开始运动的体位采取垂直坐位，逐渐过渡到偏离该体位的运动。只有当患者能够利用腹肌离心收缩控制躯干运动到仰卧位时，他才可能开始水平位的运动活动。在这些活动中，治疗师始终都应予以适当支持，否则，患者会过度用力，最终导致远端痉挛增加。当患者觉得所做活动困难时通常会使用代偿机制，需注意避免这种情况的发生。

一、坐到床边

偏瘫发生后几天内，我们就应帮助患者从床上坐起，可坐在直背扶手椅或者轮椅上。帮助患者坐起将双腿垂到床边，然后再躺下的方法是非常重要的。如果让他自己做，患者将用力用健侧手将自己拉起坐直，通常必然引起以痉挛为主要形式的联合反应，即上肢屈肌张力和下肢伸肌或屈肌张力增加。因此，在一开始就应该教会患者以正确的运动顺序（包括躯干旋转）坐起。从患侧坐起应包括如下活动：

- 抬起患侧腿搭到床边。
- 抬起头和健侧肩并翻向患侧，健侧手臂同时向前，跨过身体，直到健侧手能平放在患侧床上。
- 抬起健侧腿到床边，同时坐起来。如果需要，可用手推床辅助躯干运动。

在患者学会能正确坐起而无过度用力前，治疗师或护士需要适当地予以帮助。

（一）完全帮助

治疗师一手握住患侧足于背屈位，另一手支撑患侧腿重量，使之屈曲，将其带到床边（图

5-1 a）。

　　然后治疗师帮助患者抬头，面向她旋转躯干，以使患者健侧手平放在他面前的床上（图 5-1 b）。

　　治疗师一手绕到患者肩后，另一手将健侧骨盆向下压，侧移重心，帮助患者成直立体位。同时要求患者将健侧腿摆到床下，以便腿的重量帮助躯干到直立体位（图 5-1 c）。运动应缓慢地、小心地进行。每一个步骤都应给患者明确的指令，以便患者尽可能多地主动参与活动。

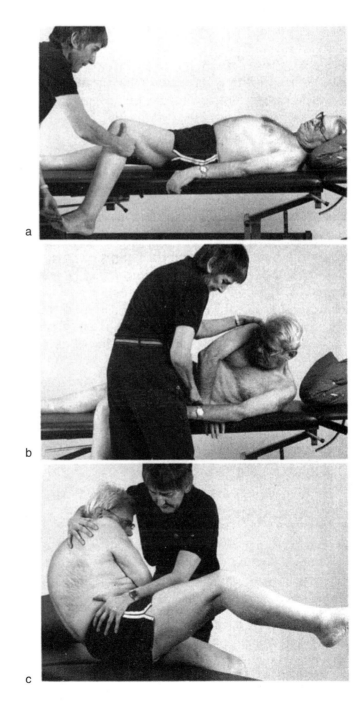

图 5-1 a~c 帮助坐到床边（左侧偏瘫）。a 在帮助下主动移动患侧腿到床边。b 躯干屈曲、旋转，将健侧手置于患侧床上便于支撑。c 在治疗师的帮助下坐起。

（二）部分帮助

患者一旦能够主动地参与活动、躯干肌恢复一些控制，就应相应地调整帮助的量。患者可自己带动患侧腿到床旁，而治疗师只需确保其膝关节保持屈曲。为帮助患者直立坐位，治疗师只需将手放在健侧肩即可，而不需将手臂绕到背后。她用手推压肩部向前，促使头部和躯干向该侧侧屈（图 5-2 a）。她的另一只手推压该侧骨盆，使健侧臀部落到支撑面上（图 5-2 b）。

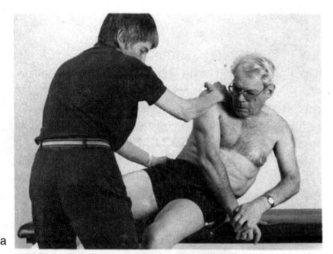

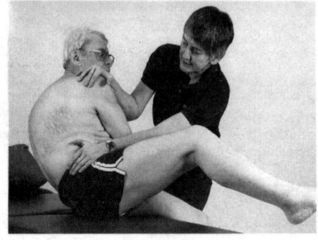

图 5-2 a，b 通过促进肩部和骨盆活动使患者坐起（左侧偏瘫）。a 帮助者将肩向下压，以辅助头和躯干侧屈。b 当帮助者将患者骨盆压向支撑面时，患者腿的重量有助于坐起。

（三）无须帮助

患者很容易就学会了自己坐起，最后不需用健侧手推床就能坐起来（图 5-3）。

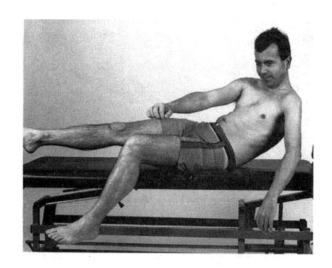

图 5-3 患者能够自己从卧位坐起（左侧偏瘫）。

二、从坐位躺下

患者取坐位，双腿位于床边，然后准备躺下，其运动顺序与由仰卧位坐起相似，只是顺序相反。患者先将健侧手平放于患侧床边，以支撑部分躯干重量，抬起健侧腿，并带动患侧肩向前，转身躺下。此时，他将健侧腿放到床上，同时也将患侧腿抬到床上。

在早期阶段，患者通常需要先完全躺在床上，以便在患侧腿屈曲、上抬到床上之前，躯干得到充分支撑。

治疗师将一只手放在患者的肩胛骨上以拉患侧肩向前，并且在患者躺下时支持体重，以促进躯干运动。另一只手放在患者健侧肩前，引导其向后，并辅助躯干旋转（图 5-4）。在患者将头和肩完全躺到床上前，健侧手短暂离开支撑面。当患者要仰卧时，治疗师从患侧腿股后支撑其重量，保持患者的足放置于中间位，帮助他将患侧腿带到床上。治疗师用另一只手使患者拇趾伸展。以后患者在躺下时应不需健侧手支撑体重（图 5-5）。反复练习坐起、躺下活动中各不同阶段的活动是很有益的。

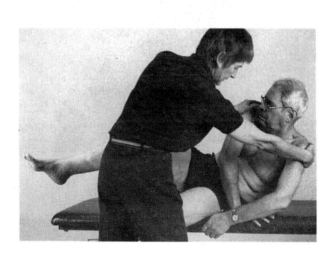

图 5-4 从坐位躺下，治疗师拉患者左肩向前支撑部分躯干的重量，促进该活动进行（左侧偏瘫）。

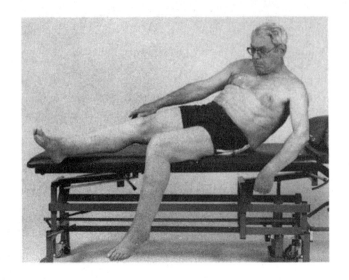

图 5-5　不需健侧手支撑自己躺下（左侧偏瘫）。

三、屈腿坐位的摇摆运动

通常患者很难向前弯腰，腰背伸肌的过度活动会导致一种腰椎前凸的固定姿势，最终使下肢肌张力增高。骨盆不能自由活动，行走时，患者屈曲整个躯干，以便能抬起患侧足向前摆动。如果腰椎始终保持伸展，下部腹肌就不能选择性收缩。

患者坐在治疗床上，屈髋屈膝，足放在支撑面上，双手抱在双膝前，治疗师帮助患侧手放在膝前。治疗师需要用腿从后面支撑患者的躯干。她将一足踏到患者背后的治疗床上，让患者稳稳地靠在上面，直到他双臂放松、伸直，腰部可被动前屈（图 5-6 a，b）。

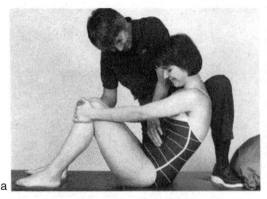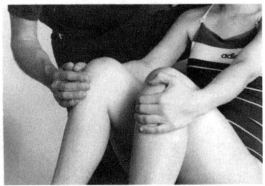

图 5-6 a，b　屈腿坐位。调整开始姿势（右侧偏瘫）。a 治疗师用膝支撑患者躯干，患者放松。b 患者双手轻轻抱在膝上，治疗师帮助保持患侧手位置。

当达到正确的开始姿势时，治疗师将腿移开，用上肢从患者肩后支撑其躯干（图5-7 a）。患者利用躯干和骨盆的选择性运动轻轻前后摇摆。不要让患者用上肢牵拉做此活动，但要求其肘关节保持伸直。随着患者主动控制能力的提高，他可逐步增大向后摇摆的幅度。

当患者能很容易地前后摇摆时，治疗师可以将患者向侧方摆动，以激活躯干侧屈肌（图5-7 b）。

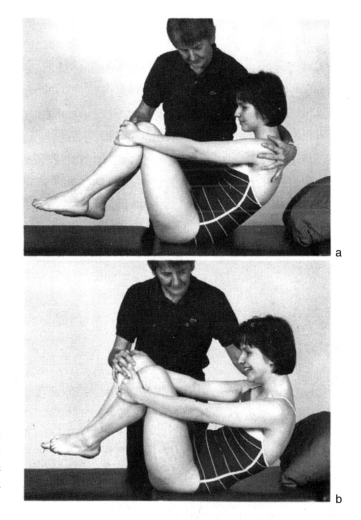

a

b

图5-7 a，b 屈腿坐位的运动（右侧偏瘫）。a 患者利用骨盆与下部躯干间的选择性活动前后摇摆。b 治疗师轻轻从一侧向另一侧推动患者摇摆以激活躯干的侧屈肌。

四、长坐位下躯干运动

患者伸直双腿坐在治疗床上进行活动的优点是，下肢的重量在一定程度上稳定了骨盆。如果让患者直腿坐在床上，髋外展、外旋，这样可以刺激下肢与躯干间的选择性活动，即使他利用躯干屈肌也是如此。

（一）长坐位下选择性膝关节活动

在直腿坐位下，患者将双手轻轻放在膝上，练习选择性伸膝然后再放松。治疗师用股部保持患侧足充分背屈（图5-8）。如果患侧手仍保持静止而未向前滑动，患者就知道当他伸膝时，髋伸肌没有收缩。反复练习"膝部有节律地主动伸展与放松活动"和"两侧膝伸肌交替收缩活动"，还可以改变运动节奏，以增加活动难度。例如，左膝两次收缩之后，右膝收缩一次，反之亦然。分离的膝伸展活动在行走中非常重要。如果他不能选择性伸膝就意味着在每次膝伸展的同时伴有足跖屈。因此支撑相开始时他就不能将重心充分地前移到足上，因为足跖屈肌的阻力将对抗运动。在摆动相末期时，足前掌先触到他面前的地面。由于跖屈肌反复活动，患者可能需要穿矫形鞋以保持足背屈。膝的选择性伸展可能要先在卧位下学习（图5-9）。在卧位下髋关节是伸展的，所以做这个活动比较容易。关键是当患者膝伸肌主动等长收缩时，治疗师要保持其踝关节充分的背屈。在做患侧膝分离运动之前，治疗师应先教会患者正确地做健侧膝的分离运动。

在没有足支撑的情况下，选择性膝伸展是行走的前提。如果患者已使用了矫形鞋，在重新获得选择性膝伸展活动能力后，就能脱掉它。

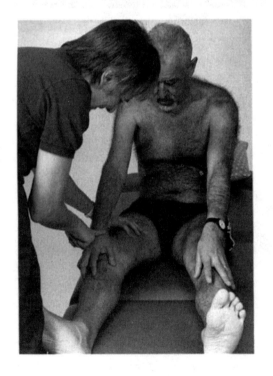

图5-8　在直腿坐位下练习选择性膝伸展运动。治疗师用股部保持患侧足充分背屈，而患者双手轻轻放在膝上（右侧偏瘫）。

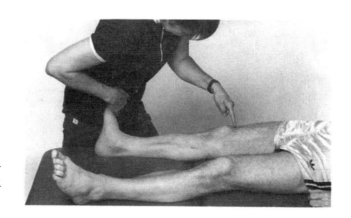

图 5-9 首先在卧位下学习膝伸肌的等长运动，足保持在充分背屈的抑制体位（右侧偏瘫）。

（二）移动至仰卧

当患者能够在直腿坐位下选择性膝伸展后，可要求他向后躺，双手紧贴股部滑向髋部。在双手移向髋部，再向前伸向足的方向时，双肘始终保持伸展（图 5-10 a，b）。

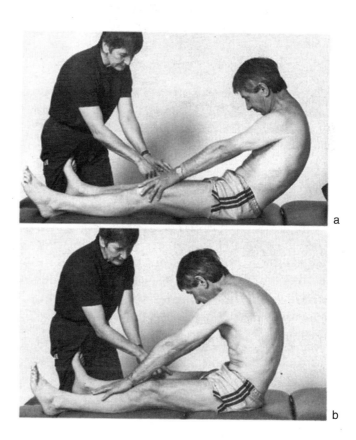

图 5-10 a 患者保持双膝、双臂伸展，向后躺，双手沿股部滑向髋部。b 再向前移动，双手滑向足的方向（右侧偏瘫）。

（三）躯干旋转躺下的运动

在直腿坐位下，患者转向治疗师，治疗师从上方轻轻握住患者双手。治疗师不是拉患者的手，只是将她的手放到患者可以主动握住的位置。此时患者双腿要保持伸展，髋关节外展（图5-11）。然后，先向患侧旋转，因为带动健侧肩向前对患者来讲更容易。

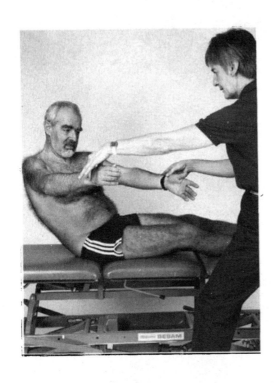

图5-11　直腿坐位下向患侧旋转躯干躺下。治疗师帮助患者保持上肢伸展，双臂平行，与肩等宽（右侧偏瘫）。

当患者向健侧旋转时，带动患侧躯干向前并保持下肢伸展是很困难的。当患侧躯干屈肌收缩时，患侧腿也倾向于屈曲（图5-12 a），甚至可引发完全屈曲模式的出现。

在患者将躯干转向治疗师时，治疗师将一条腿跨过患者股部并压住以保持膝伸展（图5-12 b）。患者向躺下的位置运动，然后再坐起成直腿坐位，每次加大一点幅度。

当治疗师感觉患者的腿能够平放在床上，不再屈腿抵抗她的腿时，就要求他主动保持膝部伸展（图5-12c）。

在没有治疗师帮助下，患者仍能够保持膝伸展、正确地进行躯干旋转时，治疗师只需站在治疗床旁，用股部使患侧足保持充分背屈。当患者旋转躯干躺下时，需要保持上肢平行伸展，先练习向一侧旋转躺下，再练习向另一侧。治疗师帮助患侧手臂保持伸展并引导健侧手臂到正确位置（图5-13 a，b）。

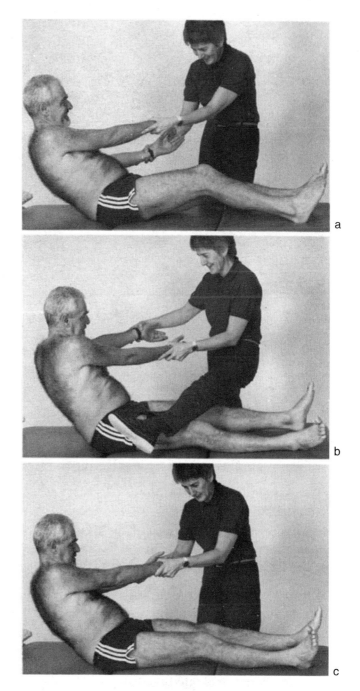

图5-12 a~c 直腿坐位下躯干向健
侧旋转同时向后躺（右侧偏瘫）。
a 患者患侧肩向前困难，患侧腿倾向
于屈曲。b 治疗师帮助患侧腿伸展并
保持手臂的正确位置。c 患者主动保
持患侧腿伸展，练习向躺下的方向运
动，再坐直，逐步加大幅度。

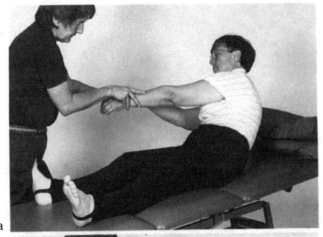

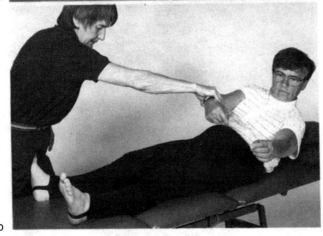

图 5-13 a，b 从直腿坐位旋转躯干躺下，治疗师抑制足跖屈和矫正患侧手臂位置（右侧偏瘫）。a 转向患侧。b 转向健侧。

反复练习这个活动，通过"运动躯干近端"对抗"肢体远端的痉挛"，从而减少腿的痉挛，这样患者也可学会选择性下肢伸展。躯干的主动控制能力，尤其是腹斜肌的主动控制能力将大大提高。

五、结论

在患者不希望别人帮助他时，自己能够独立起床、躺下，对患者来说是非常重要的。由卧位到坐位之间的转移运动所刺激的肌肉活动，不仅能使患者独立坐、卧，而且能提高他进行其他活动的能力。正常的平衡反应可能得以建立，比如上楼梯、进出浴盆等活动都可能完成。本章中所描述的活动应在整个治疗活动中反复练习，并不只是在患者每天起床时帮助他做一次。

第6章
坐位的活动

患者在坐位下练习的活动为刺激躯干肌的控制提供了良好的机会。将患者向两侧、前、后移动，或要求他自己做上述各方向的运动，意味着他的身体将成为在第2章所描述的"悬臂"。与抗重力有关的躯干上方的肌肉被激活，它们或者主动移动身体抵抗重力、保持身体处于一定的体位，或者在重力的方向上控制运动的速度。

一、双腿垂在床边坐

下列许多活动，患者可以坐在床边、椅子上或作业治疗室的凳上进行。在开始时，如果患者的双足无支撑，活动更容易。如果他的双足放到地板上，他会试图利用健侧足帮助进行活动，结果则是使用代偿的肌肉活动。在促进躯干正确运动的同时，治疗师想要控制患侧足不希望出现的联合反应，也是很难的。在日常生活中，我们通常是双足着地进行功能性活动。一旦患者学会了一个活动，就应该让他在常规的坐位下练习。

（一）下部躯干的选择性屈曲、伸展活动

在坐位练习其他活动前，患者学会矫正自己的姿势非常重要，胸椎的稳定是正常步行和上肢选择性技巧活动的前提。

如果让患者自己坐，他的双髋会处于过伸位，胸椎后凸。在能够坐直以前，他需要矫正自身骨盆的位置。

治疗师站在患者面前，将一只手放在患侧肩上，以阻止其后缩，另一只手放在腰部，帮助他屈曲髋关节，并伸展脊柱（图 6-1 a），治疗师在患侧肩上的手保持不动，然后，指导患者整个脊柱屈曲，同时另一只手辅助患者收腹（图 6-1 b），患者颈部也会屈曲。当患者能够做到"脊柱伸展、弓背"交替活动时，可以练习更精细的选择性活动。

例如，治疗师要求患者头和肩部保持直立位，仅屈、伸下部躯干，治疗师指明活动应只发生在肚脐下水平。

当患者屈、伸腰椎并可以稳定胸椎的能力提升时，他可以坐在椅子或凳上，双足着地进行活动（图 6-2 a，b）。

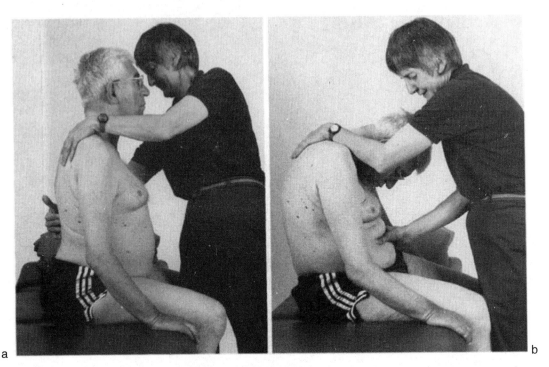

图 6-1 a，b　屈、伸躯干以纠正骨盆的位置（右侧偏瘫）。a 伸展。b 屈曲。

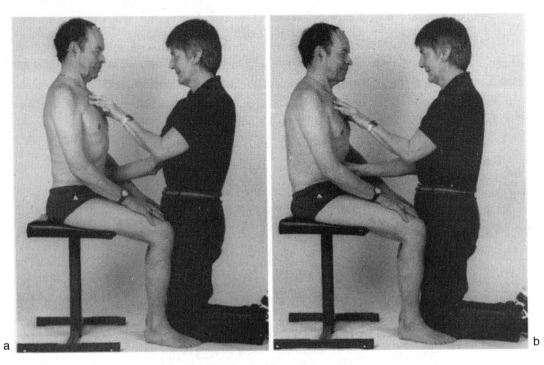

图 6-2 a，b　固定胸椎后，下部躯干选择性运动（右侧偏瘫）。a 伸展。b 屈曲。

（二）躯干旋转伴屈曲

患者坐直，治疗师帮助他将患侧手放到对侧肩上，用其健侧手协助保持患侧上肢的位置，以便在治疗师向后移动患者躯干并超过重心时，使患侧肩胛骨向前（图 6-3）。治疗师将上肢绕过患者颈后，并用自己的手指压住患侧手以保持其位置，同时用她的上肢将患侧肩向前下压，另一只手指导患者肋部向下、向内活动，并向患者说明肌肉活动发生的部位，使患侧肘关节向健侧髋关节方向移动。

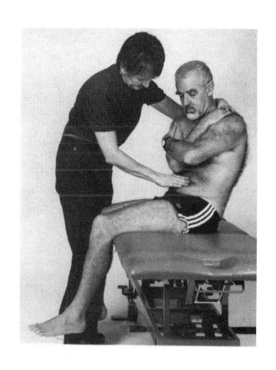

图 6-3　躯干主动屈曲和旋转。患者用健侧手拉患侧肩向前（右侧偏瘫）。

在健侧肘屈曲、肩关节外旋，健侧上臂保持屈曲、内收的姿势下，重复该活动（图 6-4 a，b）。此时健侧上肢的位置非常重要，因为在其他情况下，患者会不由自主地将健侧上肢向身后伸展，并利用一侧躯干伸肌活动完成旋转，而不是预期的腹肌活动。必须注意，此时，腰椎应屈曲，而不是过度伸展。患者的双腿应保持悬垂而不是抬向髋关节。当患者自己能够毫不费力地保持其上肢的位置进行活动时，治疗师就应逐渐减少帮助（图 6-5）。

躯干屈曲旋转活动也可在双足平放在地板上时进行。最初，在患侧肩前伸、内收时，屈曲患侧肘时常有阻力。躯干旋转可抑制上肢伸肌过高的肌张力，一旦在患侧肘部屈曲感觉不到有阻力时，就可以要求患者在帮助下，完成屈曲患侧肘关节的活动，也可以替换放在患侧肩部的手，而且治疗师可以将患侧手移向越来越远的位置，肘部屈曲应是选择性的活动，且不伴肩胛骨回缩（图 6-6 a，b）。

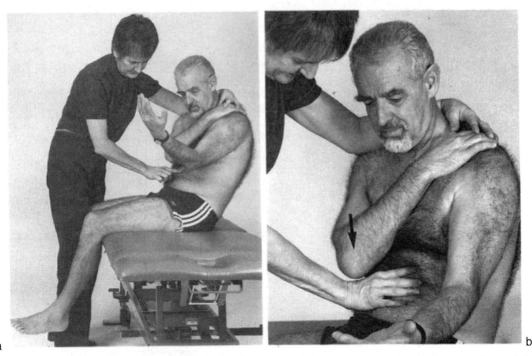

a　　　　　　　　　　　　　　　　　　　　　　　　　　　　　　b

图6-4 a，b　躯干对抗重力屈曲旋转（右侧偏瘫）。a患者通过健侧肩内收，外旋保持上肢向前，同时患侧手仍放在健侧肩上，手指放松。b治疗师促进患侧肩向前、向下及向对侧髋关节方向的运动。

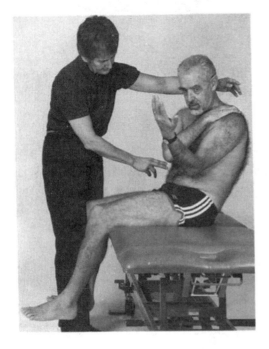

图6-5　无帮助下主动保持患侧上肢位置（右侧偏瘫）。

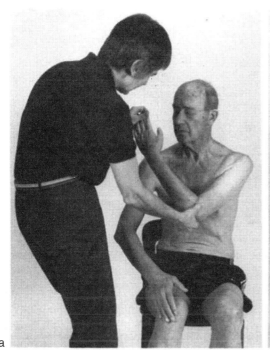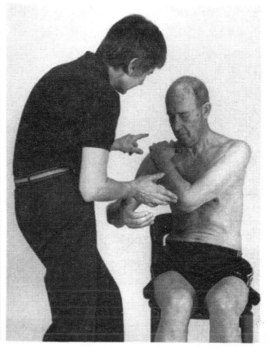

图 6-6 a，b　抑制过高的伸肌张力后，主动屈曲上肢（左侧偏瘫）。a 治疗师移动患侧手远离肩部，每次逐渐增加两者间距离。b 患者主动屈肘，不伴肩胛骨回缩，将手重新放到肩上。

许多功能性活动，如吃饭、洗脸、化妆，都需要手臂在身体前屈曲。学习这些选择性活动也是为将来在日常生活中使用患侧手做准备。

二、躯干旋转伴双臂在同一侧支撑

（一）向健侧旋转

患者健侧手放在身旁治疗床上，向健侧旋转，同时治疗师帮助他将患侧手放到该侧治疗床上，与健侧手平行。由于患侧不能向前旋转，患侧手臂不足以够到治疗床。治疗师坐在患者身旁，用手握住患侧上臂接近肩的位置，将其向前拉，同时用手腕背部反压患者胸骨，以帮助患者胸部屈曲和患侧肩胛骨前伸（图 6-7 a）。治疗师另一只手引导患者将手平放到治疗床上，五指伸直。

由于治疗师需用手矫正患者身体的其他部分，所以，她需要用股部轻轻压在患侧手上，帮助保持张开的患侧手在床上的位置（图 6-7 b）。患者常常移动髋部以代偿不充分的躯干旋转，表现为患侧髋内收向前。治疗师应该先纠正患侧肩和躯干的位置，然后再调整骨盆和患侧腿的位置。

大多数患者的健侧手臂会过度用力，主动保持健侧肩关节向前，以致阻碍了躯干的旋转。治疗师用腾出来的手引导健侧肩向后，促使躯干旋转（图6-7 c）。患者的双肩一旦达到正确的位置，治疗师就将一只手放在患侧股部，使其更加外展并平坐在治疗床上（图6-7 d）。

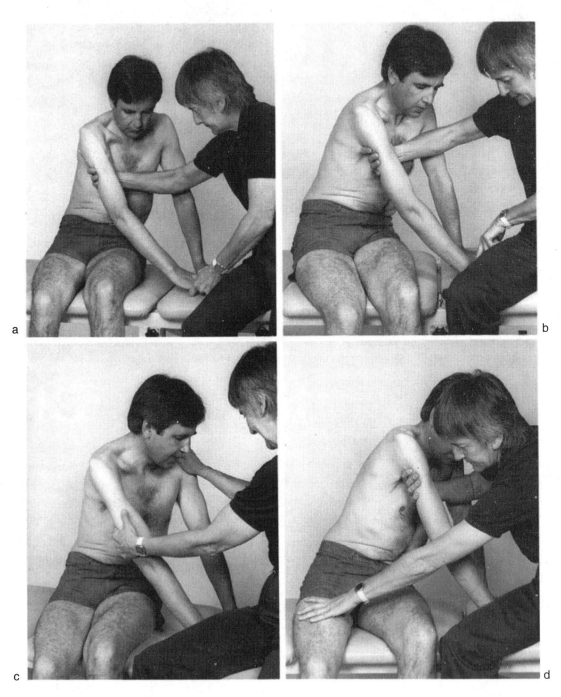

图6-7 a~d　躯干向健侧旋转（右侧偏瘫）。a 将患侧手放在治疗床上。b 帮助上部躯干屈曲并使患侧肩前伸。c 在保持患侧手臂位置的情况下引导健侧肩向后。d 调整患者髋和骨盆的位置。

当患侧肩不再后缩，手的屈肌痉挛减轻时，治疗师可变换位置。她可站在患者面前，用她的腿保持患侧腿呈外展位，用一只手辅助患侧肘充分伸展并保持患侧肩向前。该手放在患侧手臂肱骨髁上，向肘关节伸展方向及掌根方向加压（图6-8 a，b），用另一只手的手背放在患者季肋部，使躯干屈曲。

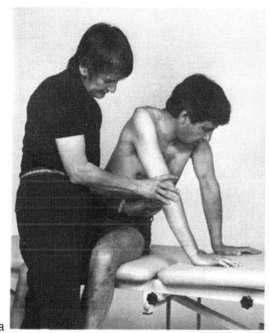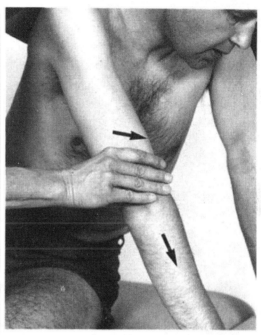

图6-8　双臂在健侧支撑时，躯干屈曲和旋转（右侧偏瘫）。a 治疗师阻止右髋关节内收并帮助肘关节伸展。b 利用蚓状肌抓握力，使肘关节伸展并向掌根部加压。

指导患者放松并保持这个体位而不要过度用力，然后轻轻向一只手上转移重心，然后再向另一只手上转移重心。在这个过程中，患者经历到重心由手掌外侧缘向手掌内侧转移的变化。这种重心转移大大缓解了手的屈肌痉挛。由于治疗师只需一只手保持患侧手臂的位置，另一只手便可用于矫正代偿性逃避运动。例如，当患者躯干旋转不充分时，健侧肘会自动屈曲，而这可能是治疗师注意不到的（图6-9）。

另一种常见的代偿现象是躯干伸展（图6-10 a）。治疗师必须经常用手背引导患者胸部向后呈屈曲位（图6-10 b）。

让患者双肘屈曲，头部向治疗床靠近，健侧与患侧肘关节必须平行运动。此时，患者头部向下时，尽可能不让臀部离开床面（图6-11）。

在躯干能够旋转及上肢痉挛减轻后，在不过度用力的情况下，用患侧手抵住治疗师的手，此时要求患者保持伸直的上肢向前。通过保持患者的手向前，并随着治疗师向患者掌根部轻轻施压，其腹斜肌被激活（图6-12）。

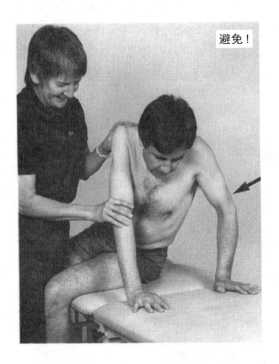

图 6-9　患者不应屈健侧肘以代偿躯干旋转不充分（右侧偏瘫）。

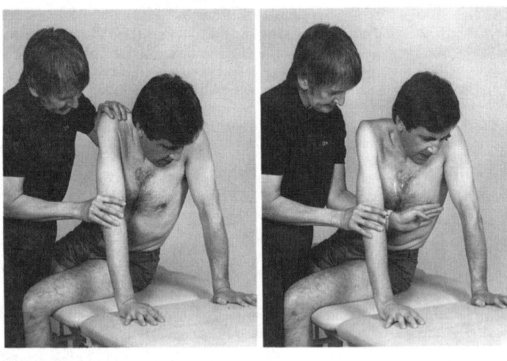

图 6-10 a，b　避免躯干代偿性伸展。a 躯干伸展旋转发生在髋关节。b 治疗师用手背引导患者躯干屈曲（右侧偏瘫）。

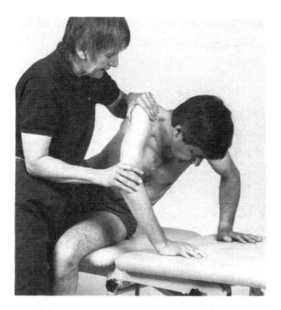

图6-11 患者屈曲双肘，并带动头部低向治疗床，鼻尖在双手之间的中点（右侧偏瘫）。

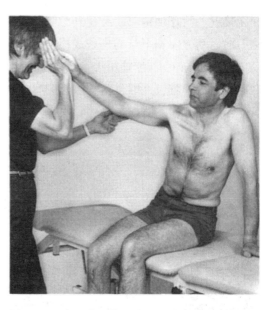

图6-12 患侧肩保持向前，肘关节主动伸展（右侧偏瘫）。

（二）向患侧旋转

治疗师引导患侧手臂向后，并将手摊开放在身旁的座位上，位置大约和大转子相同。治疗师支撑患侧肘关节呈伸展位，患者健侧手向前，然后放在与另一只手平行的位置上，双手间距与肩同宽。治疗师用一只手带动患侧肩向后，用前臂将肩胛骨拉至正确位置（图6-13）。此时治疗师需给予较多的帮助，因为在患者用力伸臂时，患者会利用手臂内收的伸肌共同运动。患侧的这些活动阻碍了躯干的旋转。治疗师让患者头部在两臂间尽量向治

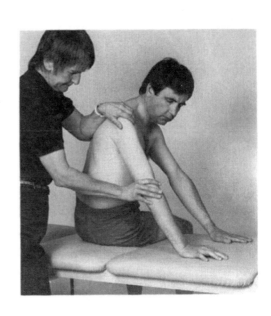

图6-13 双手支撑在患侧，躯干屈曲旋转，治疗师拉患侧肩向后，帮助肘关节伸展（右侧偏瘫）。

疗床接近。治疗师也应注意在其对侧的患者健侧肘的运动方向是否正确。健侧应沿着与患侧肘的运动方向相平行的一条线移动。通常因躯干旋转度太小，健侧肘会代偿性向健侧移动（图 6-14 a）。治疗师用手指出最佳的运动方向（图 6-14 b），待患者了解到治疗师意图之后，治疗师就应立即重新支撑患侧肩部和肩胛骨（图 6-14 c）。

当肘关节屈曲时，重心移到手掌外侧缘，伸展时又恢复到手掌内侧缘。

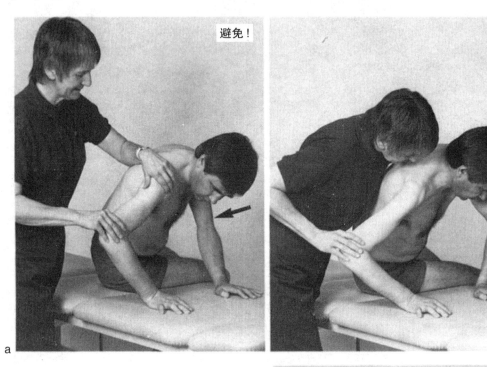

图 6-14 a~c　双肘屈曲，头部向下至双手之间（右侧偏瘫）。a 健侧肩内收代偿躯干旋转不足。b 治疗师矫正健侧肘的位置。c 当患者屈肘时引导肩胛骨向后、向下。

三、抑制痉挛后患侧手臂的主动运动

通过躯干旋转和在伸展的上肢上转移重心这样的活动，使痉挛大大缓解，此时可以令患侧上肢做主动和有选择性的活动。给他实物要他抓握、切割、喝水和移动，这些都将促进正常的运动。治疗师给予的活动和帮助的程度，取决于患者重新获得的主动活动功能的大小（Davies 1985）。在手握物品时，大多数患者在重新获得前臂旋后能力上比较困难。所以，首先应通过肢体近端的活动抑制旋前肌的过高张力，然后再辅助进行主动运动的练习。

患者双手握住一根比较粗的体操棒，两臂间距与肩等宽。治疗师站在他身旁，一只足踏到他面前的小凳上，用膝支撑患者双肘。对肘部或上臂的支撑是非常重要的，否则，患侧肩可能会受损伤（图6-15 a）。尽管患者抓着体操棒，但是治疗师要在患侧腕背伸的情况下支撑患侧手。

然后，治疗师用另一只手放在患者下腹部，帮助他屈曲脊柱，通常患者都是屈曲胸椎，而屈曲腰椎会有难度（图6-15 b）。

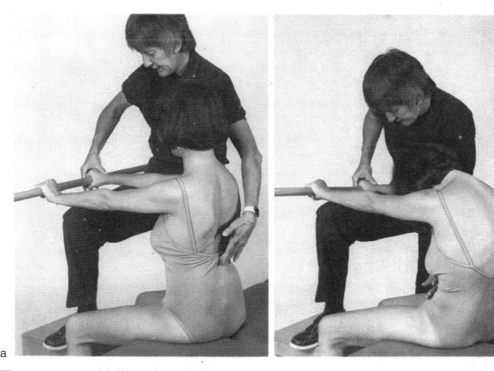

a   b

图6-15 a，b　双手握棒移动躯干（右侧偏瘫）。a支撑患侧肘部，躯干伸展。b治疗师帮助躯干屈曲。

屈、伸近端躯干对抗手臂远端痉挛后，过高的张力就会降低，治疗师帮助患者前臂旋后，再用双手握住体操棒并与肩等宽（图6-16）。在旋后位，患者很难保持手指屈曲，治疗师需要帮助他将拇指和其他手指扣在棒上，并保持腕背伸。

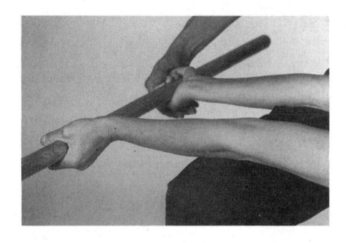

图 6-16　前臂旋后双手握棒（右侧偏瘫）。

　　在双肘由治疗师股部支撑的情况下，患者双手保持不动，然后开始练习躯干的屈、伸活动，治疗师用一只手调整躯干的运动位置，既是防止某一部分运动过度（图 6-17 a），也是鼓励扩大另一部分关节活动范围（图 6-17 b）。

　　当治疗师感到患者的手指和腕部在棒上能够保持在正确位置时，她就可以慢慢将自己的手移开。当患侧手可以保持在目标位置时，让患者将健侧手移开并放到膝上（图 6-18）。

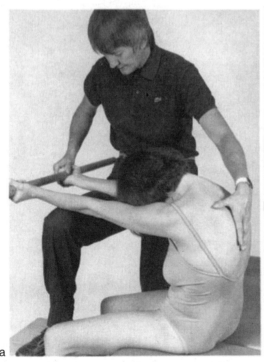
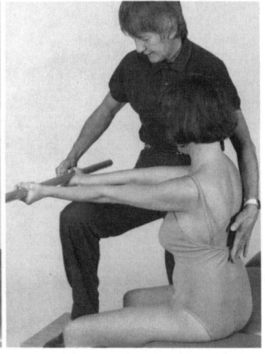

a　　　　　　　　　　　　　　　　　　　　　　　　　　　b

图 6-17 a，b　躯干近端运动对抗上肢远端的痉挛（右侧偏瘫）。a 屈曲。b 伸展。

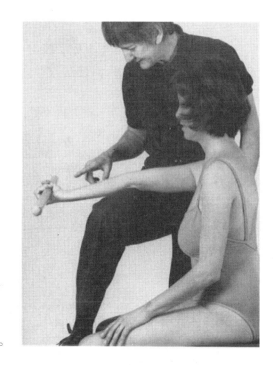

图 6–18 抑制痉挛后，前臂旋后握棒（右侧偏瘫）。

　　然后患者努力用患侧手将体操棒保持在水平位，即前臂没有旋前。他还可以稍微旋前，再回到旋后位。

　　患者肘部仍放在治疗师腿上，将体操棒移向头的方向，并始终保持体操棒与躯干平行（图 6–19 a~c）。

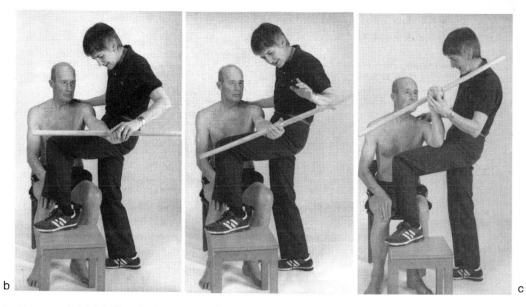

a, b   c

图 6–19 a~c 患侧手握棒，上肢主动运动（左侧偏瘫）。a 患侧肘部放在治疗师腿上。b 选择性肘部屈曲。c 握棒，主动旋前、旋后运动。

如果治疗师不用腿支撑患者肘部，患者就必须主动稳定肩胛骨，运动就会变得更难。在不出现翼状肩胛的情况下，患者要学习将体操棒移向头部以及靠近后离开（图6-20 a）。逐渐地，即使健侧手离开体操棒，患者也要学会保持患侧肩胛骨的位置（图6-20 b）。

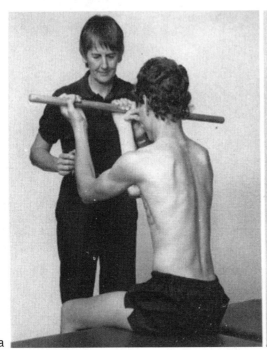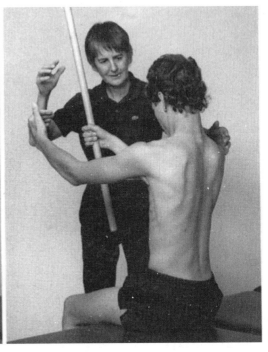

图6-20 a，b　握棒运动时主动固定肩胛骨（右侧偏瘫）。a 双手握棒。b 患侧手单独握棒。

四、重心侧向转移

坐位时主动或被动的侧向运动，都需要平衡反应，而平衡反应更多地依赖躯干的选择性活动，特别是胸、腰脊柱的侧屈与伸展。躯干对抗重力侧屈需要相当多的腹肌活动（Flint & Gudgell 1965），尤其是腹外斜肌的用力收缩（Campbell & Green 1953）。平衡反应是在坐位下从事功能活动所必需的，如穿鞋、穿袜。正确运用平衡反应所需要的选择性肌肉活动，也是正常行走所必需的。

一旦患者在治疗师的促进下能够毫无畏惧、随意地向两侧移动时，就应该在越来越少的帮助下，更精细、更准确地练习平衡反应，直到患者能够在速度和（或）方向发生改变时，能自动发生平衡反应为止。

（一）重心移向患侧

即使受过良好训练的患者，也倾向于利用有较少选择性活动成分的逃避运动来保持平衡（图6-21 a，b）。头部直立，躯干侧屈，健侧上、下肢抬至外展、伸直位。然而，躯干的侧屈是非选择性的。患者向支撑侧下沉，同时整个躯干屈曲。患者无法通过伸展胸椎和腰椎及抬高健侧肩，以代偿不充分的伸展。健侧腿似乎过度外展，健侧骨盆向该侧回缩。在治疗师仔细的指导和辅助练习下，正确的平衡反应可以被训练出来（图6-22 a，b）。

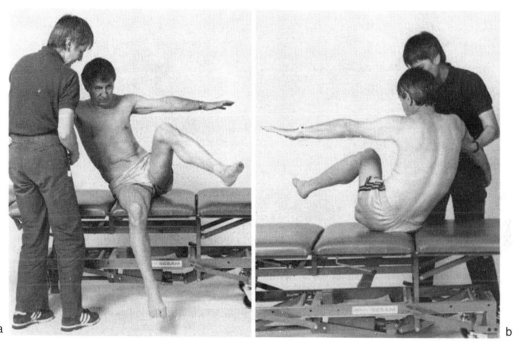

图6-21 a，b　重心向患侧转移时的平衡反应（右侧偏瘫）。a前面观：躯干运动是非选择性的，健侧腿过度外展。b后面观：整个脊柱呈屈曲状。

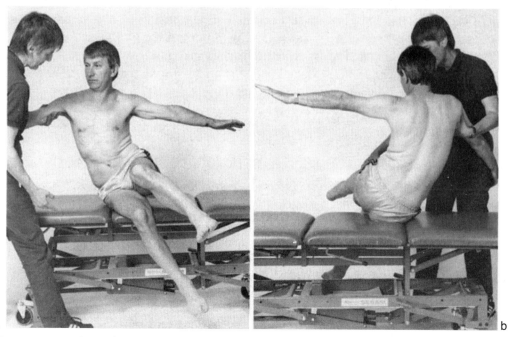

图6-22 a，b　重心向患侧移动时的平衡反应（右侧偏瘫）。a健侧腿正常反应时的躯干选择性活动。b不伴脊柱全屈的躯干侧屈活动。

重心移向患侧的渐进顺序

治疗师跪在患者身旁的床上，一只手放在患者身前，另一只手放在他身后，约在健侧季肋部水平，双手环抱患者。治疗师会要求患者在被移动时，不要施加阻力，但也不要试图主动帮助治疗师。治疗师向侧方移动患者躯干，用双手有节律地轻拉患者，以被动地获得腰椎侧屈，同时用上肢保持患者躯干伸展。治疗师的头位于患者身后，以便能够观察到患者腰部，观察侧屈是否真正发生在腰部（图 6-23）。

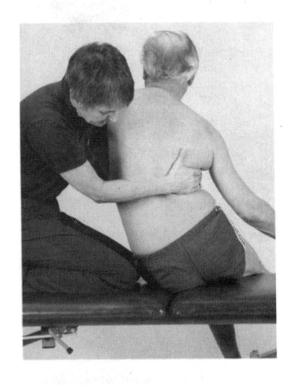

图 6-23　腰椎侧屈的被动松动（左侧偏瘫）。

当躯干能够自如地被动侧屈时，治疗师坐在患者身旁，将患者拉向自己，使其重心越过患侧。治疗师放在患侧腋下的手帮助该侧以正常方式拉长，另一只手从患者背后抵住健侧腰部，并提示他该侧需要缩短（图 6-24 a）。

许多患者抬高健侧肩，试图代偿不充分的患侧髋伸展，这个不充分的动作在患侧支撑中起到作用，但是以这种方式抬起肩带阻碍了躯干侧屈。治疗师用手提示患者健侧肩应向下而不是向上（图 6-24 b）。

当患者重心能够充分地移向患侧时，治疗师就要求他将健侧腿抬起（图 6-25）。一旦患者能够在治疗师最少的帮助下，很容易地向患侧转移重心时，治疗师就站到患者前面。如果患侧手臂没有主动活动，治疗师就将其抵在自己身体的一侧，然后用手握住上臂，保护患侧肩，并帮助该侧拉长（图 6-26 a，b）。治疗师用另一只手帮助患者的健侧腿抬到正确位置，帮助的多少以患者的需要为度（图 6-27）。

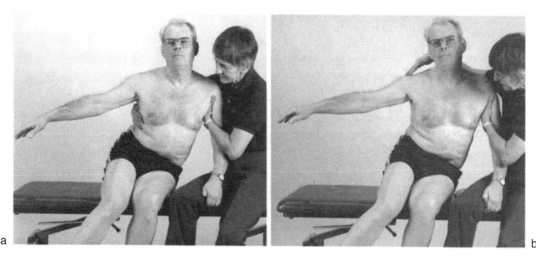

图 6-24 a，b 重心向患侧转移，促进躯干主动侧屈（左侧偏瘫）。a 治疗师帮助患者使健侧缩短，患侧拉长。b 纠正健侧肩的代偿性抬高。

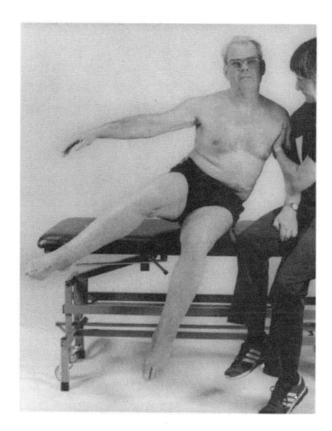

图 6-25 当健侧腿抬高时保持躯干侧屈伸展（左侧偏瘫）。

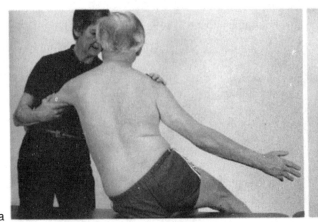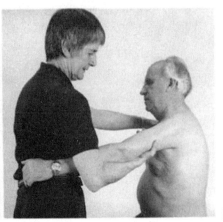

图 6-26 a，b　重心向患侧转移，诱发平衡反应出现（左侧偏瘫）。a 治疗师支撑患侧手臂并引导健侧肩向下。b 从下方支撑患侧手臂以保护肩部。

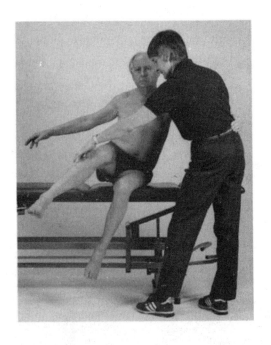

图 6-27　纠正健侧腿的反应（左侧偏瘫）。

（二）重心移向健侧

对于患者来说，向健侧转移重心很困难。正常的平衡反应包括患侧颈部和躯干的侧屈，以及伸展的患侧下肢的屈曲或外展。所有这些都依赖于相当多的腹肌活动，以稳定胸部和骨盆，并使躯干屈曲。患者通常不能在患侧下肢伸直时进行外展以增加平衡。

患侧肩关节抬高会使这一侧的躯干无法缩短。如果抬起患侧腿，它将以粗大的全屈模式屈曲，伴骨盆后缩。同时膝关节不能选择性伸展，足背屈内翻（图 6-28）。

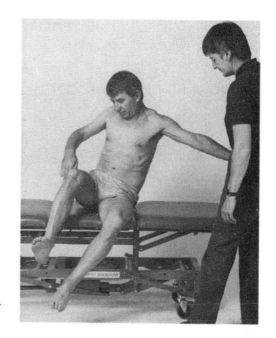

图 6-28　当重心向健侧转移时，由于躯干的选择性活动不充分而表现出异常平衡反应（右侧偏瘫）。

重心移向健侧的渐进顺序

如果患者不能主动使患侧躯干缩短（图 6-29），治疗师就需跪在患者健侧，将健侧手臂放在她肩上，她一侧上肢在患者身前，另一侧上肢在患者身后，并用自己的手紧紧抓住患者患侧的季肋部，然后当治疗师将患者有节律地移向自己时，要求患者不要施加阻力，同时利用她在患者健侧肩，使健侧拉长，用手使患侧缩短（图 6-30）。当再次做这个运动时，治疗师要观察患者是否存在腰椎侧屈的情况。

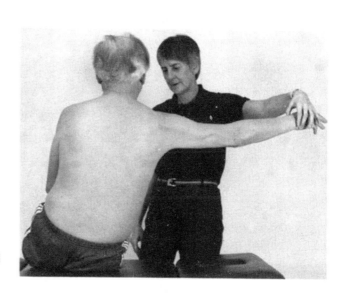

图 6-29　当重心向健侧转移时，躯干侧屈不充分（左侧偏瘫）。

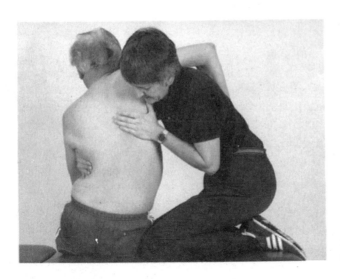

图 6-30 促进躯干侧屈，为躯干主动缩短做准备（左侧偏瘫）。

当被动的侧屈可以顺利进行时，治疗师改坐在患者患侧，要求患者向健侧移动躯干。治疗师将一只手放在患侧肩峰上，向下压以促进其头部的翻正反应。用另一只手的拇、食指间的虎口压在患侧腰部，以促进躯干侧屈。同时治疗师必须提醒患者保持脊柱伸展（图 6-31）。在进行这个运动时，不要求患者有意识地从床上抬起患侧腿。当患者无须帮助或者只需少量帮助就能使躯干向健侧侧屈时，治疗师就可以促进其腿部的活动。

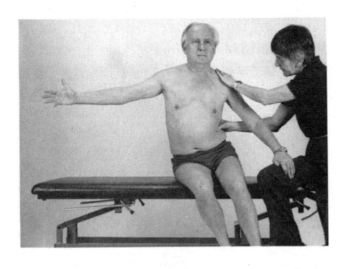

图 6-31 重心向健侧转移时，促进躯干主动侧屈（左侧偏瘫）。

如果患侧腿不能正确地、选择性地活动，治疗师就坐在患者前低于床的凳子上，用她的膝部支撑患侧腿。然后患者向健侧转移重心，治疗师则用一只手放在患侧肩上，帮助该侧躯干缩短。她的另一只手握住患侧腿放在她的膝上，并使患侧腿伸展、放松，然后用一条腿保持患者健侧腿内收、外旋位（图 6-32 a）。接下来患者恢复正坐位，然后再向健侧转移重心，再回到原位，如此反复练习，同时患者要有意识地使支撑腿放松，直到肌张力降低。治疗师要用一只手保持患侧膝关节伸展，并抑制腿的内收，另一只手在患者回到原位时阻止足内翻，以抑制远端肌张力。当治疗师感到患者的膝和足不再趋向屈曲时，在患者向健侧充分转移重心时，要求其将患侧腿抬起并停在空中，治疗师可轻轻支撑患侧腿，其力量以使患者不需过度用力就能保持腿的正确位置为宜（图 6–32 b）。

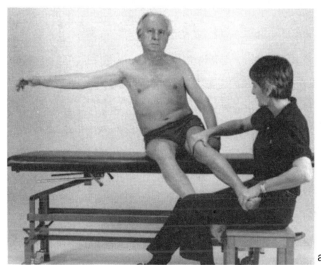

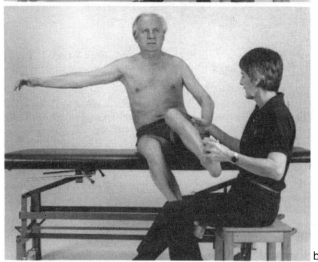

图 6-32 a，b　再训练患侧腿的平衡反应（左侧偏瘫）。a 治疗师支撑患侧腿重量，抑制全屈运动模式。b 治疗师引导患侧腿到正确位置。

　　最后，当患者能够正确地、相当独立地将其重心充分转移到健侧时，治疗师只需站在患者面前，在足部稍加帮助，促进腿的正确反应即可（图 6-33）。

　　在日常生活中，快速改变运动方向引发自动平衡反应是非常重要的。很多患者在治疗状态下，在受到治疗师以及她动作的提示后，往往表现出正常的平衡反应，而如果情形有变化，则不能引发正常的平衡反应。最终患者应能达到，当治疗师站在其身后，在用手从意想不到的方向上施力时，都能快速自动地做出反应。而不能总是治疗师站在身旁，拉其手臂才能做出反应（图 6-34 a，b）。

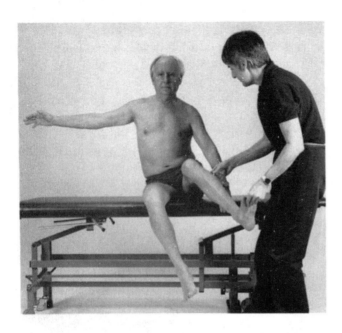

图6-33　治疗师仅予以足部最小的帮助，促进腿的平衡反应（左侧偏瘫）。

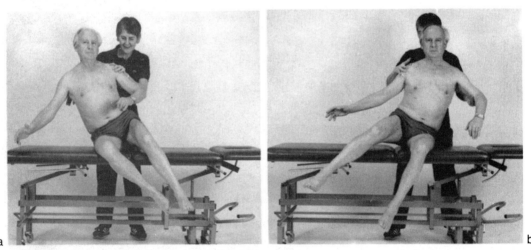

图6-34 a，b　对意外的方向改变快速产生自动的平衡反应（左侧偏瘫）。a重心向健侧转移。b重心向患侧转移。

五、下部躯干选择性侧屈

开始时，患者取坐位，一腿交叉到另一腿上，双足不接触地面。患者先将重心转移到下面的腿这一侧，抬起对侧臀部，然后该侧臀部再坐到支撑面上，如此反复进行。在整个活动中，他的脊背要保持伸展，双肩保持水平，以使运动选择性地发生在腰椎。一条腿要恰当地交叉放在另一条腿上，此活动在两侧交替进行。

　　治疗师站在患者面前，将一只手放在患者胸椎处，手臂搭在支撑侧的肩上。当患者抬起臀部时，治疗师可以帮助他稳定胸椎，如果患者头部没有回到垂直位，治疗师就用手臂引导并要求患者头部离开她的前臂（图 6-35 a，b）。治疗师用另一只手放在对侧臀下，帮助患者比较容易地、有节律地从治疗床上抬起，也可要求患者保持臀部离开床面的姿势。

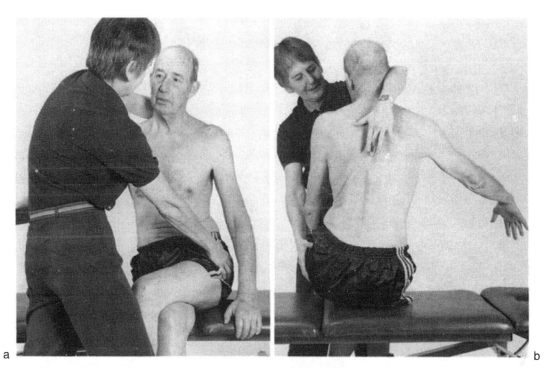

图 6-35 a，b　患者双腿交叉坐位下躯干的选择性侧屈（左侧偏瘫）。a 患者将重心移到下面的腿上，对侧臀部做抬起再落下的练习。b 治疗师促进抬臀运动并用另一只手帮助稳定胸椎。

　　因为重量一直压在下面的腿上，另一条腿的近端由下面的腿支撑而不依靠肌肉收缩抵抗重力，所以这个活动的起始位促进了下部躯干的选择性侧屈运动。一条腿交叉到另一条腿上本身就包含了重心自动转移到下面的腿上。如果由于患侧膝伸肌张力过高或痉挛性骨盆回缩，导致患侧腿不能搭到健侧腿上，治疗师用自己的腿保持患侧腿的位置，同时用手帮助躯干进行正确运动。当这个活动反复进行时，通过躯干近端的运动，抑制了患侧腿的痉挛，治疗师就可减少用于保持患侧腿姿势和稳定胸部的支持程度（图 6-36）。然后，患者可以练习持重侧的足放在地板上的躯干侧屈运动（图 6-37 a，b）。

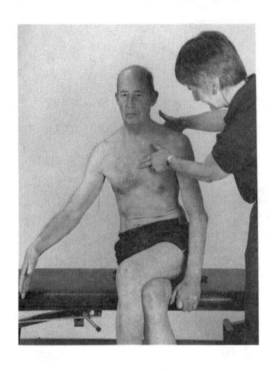

图 6-36　仅予以胸椎较少帮助，患者进行选择性腰椎侧屈（左侧偏瘫）。

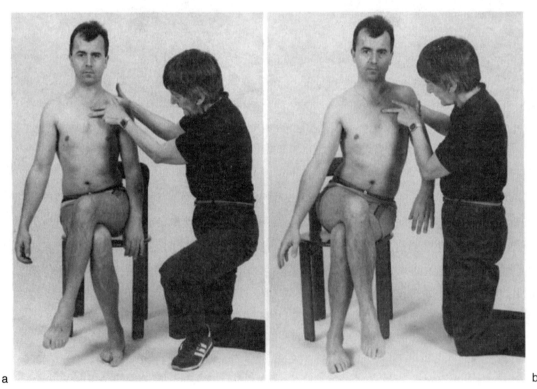

a

b

图 6-37 a，b　持重侧足踏在地板上时，躯干的选择性侧屈（左侧偏瘫）。a 重心转移到健侧。b 重心转移到患侧。

六、躯干抗重力主动侧屈

患者向健侧倾斜，并用肘支撑体重。然后在不用健侧手推治疗床的情况下，再恢复到直立坐位。此时健侧肘仍保持屈曲90°。这样，位于躯干最上方的肌肉被激活，头向患侧侧屈。

治疗师站在患者面前，引导健侧肘向下抵住治疗床，如果有必要的话，治疗师用放在患者肩后的另一上肢支撑患者。大多数患者在倾斜依靠健侧肘时，会缩短健侧躯干使患侧拉长（图6-38 a）。结果当恢复到直立坐位时，这些肌肉活动就会改变。治疗师需花时间矫正患者的起始体位。她要指导患者降低支撑面这一侧的肋部，并用手指明躯干活动的部位（图6-38 b）。她还可以向患侧调整患者头部的位置。让患者再坐起，治疗师用前臂向下压患侧肩，以刺激患者颈部和躯干侧屈。她用另一只手从上面轻轻握住患者健侧手，并提醒患者不要用它辅助运动（图6-39 a，b）。

当患者躯干控制能力改善时，治疗师可以在患者坐起和倾斜的时候中断活动，其肌肉活动会随着被要求保持更久的时间而得到增加。

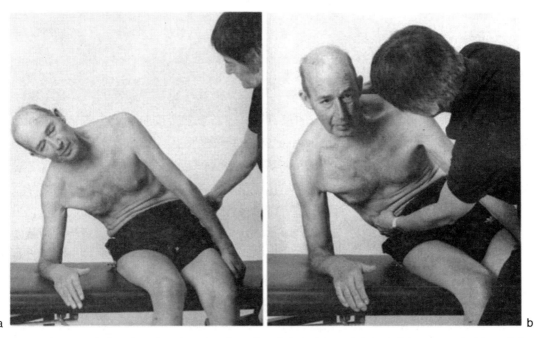

图6-38 a，b 当患者恢复至直立坐位时，躯干对抗重力主动侧屈（左侧偏瘫）。a 不正确的起始体位。b 调整头和躯干的位置。

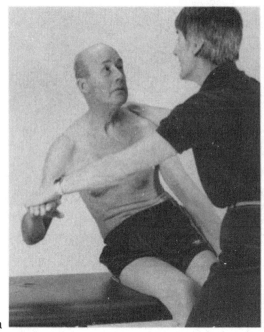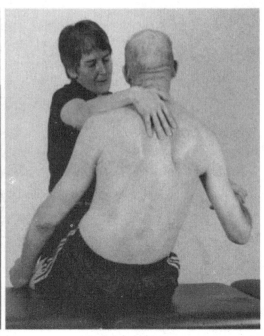

a   b

图6-39   患者练习从坐位至侧倾的往复运动，促进躯干对抗重力主动侧屈（左侧偏瘫）。a 治疗师从上面轻轻握住患者的健侧手，以确保它不接触床面。b 治疗师用前臂压患侧肩向下，以刺激颈部和躯干侧屈。

七、前后挪动

当患者需要调整在床或治疗床上的位置时，他需要学会按照要求向前、向后挪动臀部。如果不仔细指导，患者将利用健侧手把自己拉至需要的位置。结果，这个活动只发生在单侧，患侧腿则不可避免地呈现强烈的痉挛性伸展模式。正确的方法则与之相反，患者应在身体中线处紧握双手，然后先挪动一侧臀部，接着再向要求的方向挪动另一侧臀部。

治疗师站在患者面前，一只手放在患者将要移动的臀下，促进正确运动的发生，另一只手放在患者对侧肩后，以使他能够将重心移向这一侧，并保持躯干直立。治疗师帮助患者将臀部从床面抬起，向前、向后移动（图6-40 a）。然后，治疗师换另一只手放到对侧臀下，以同样方式帮助对侧臀部前后移动，两侧交替进行（图6-40 b）。

当患者掌握了这个运动后，治疗师就可逐渐减少帮助。一旦患者能够保持直立位，治疗师就将双手放在患者骨盆两侧，辅助骨盆旋转，促进躯干前后运动。在此活动中，患者的双手应始终交叉放在身体前面（图6-41）。

最终，患者要学会在需要坐位移动的任何时候，都能自动使用臀部向前、向后移动来完成（图6-42 a，b）。

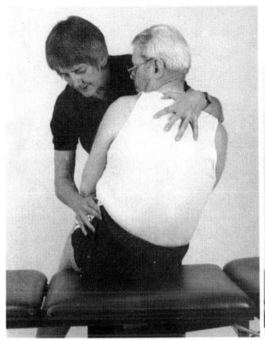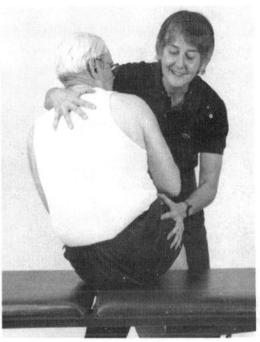

a

b

图 6-40 a, b 帮助患者在坐位下向前、向后挪动（左侧偏瘫）。a 重心向健侧转移，帮助患侧髋移动。b 重心完全转移到患侧，帮助移动健侧髋。

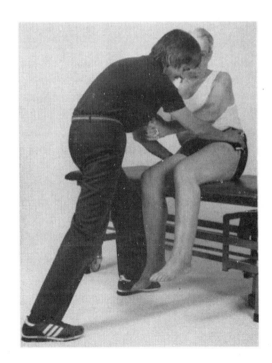

图 6-41 用较少帮助先移动一侧臀部，再在期望的方向上移动对侧臀部（左侧偏瘫）。

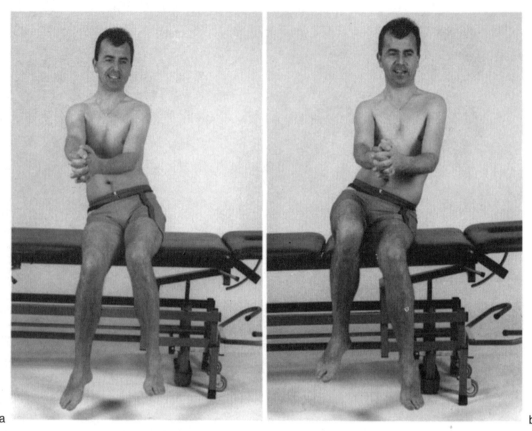

图 6-42 a，b　无须帮助，患者坐位向前、向后挪动（左侧偏瘫）。

八、结论

　　如果能够正确运用上述活动，那么某些日常生活活动就可以用来改善腹肌的活动。如前面的章节所述，患者可以学会在不用健侧手帮助的情况下，通过躯干肌活动，由卧位坐起。当患者穿裤子或鞋子时，可能需要将一条腿交叉到另一条腿上，他得学会主动这样做，而不是用健侧手抬起患侧腿。如患者能够将一条腿屈曲放到另一条腿上时仍能保持躯干直立，则运动具有更高的选择性。如有可能，患者应在穿鞋、袜时，患侧腿主动屈曲并抬起悬空，而不是双腿交叉。做这些活动时，无论是用患侧手帮助，或只用健侧手进行，重要的是患侧腿应位于两臂之间，而不是处于外展、外旋位置（图 6-43 a，b）。患者膝部位于胸前，此时腰部屈曲，并且下腹部肌肉被激活（图 6-43 c，d）。而另一侧足应踏到地面上。当患者做这些日常活动时，治疗师应注意观察，看看能否教他以某些更具治疗性的方法去做。

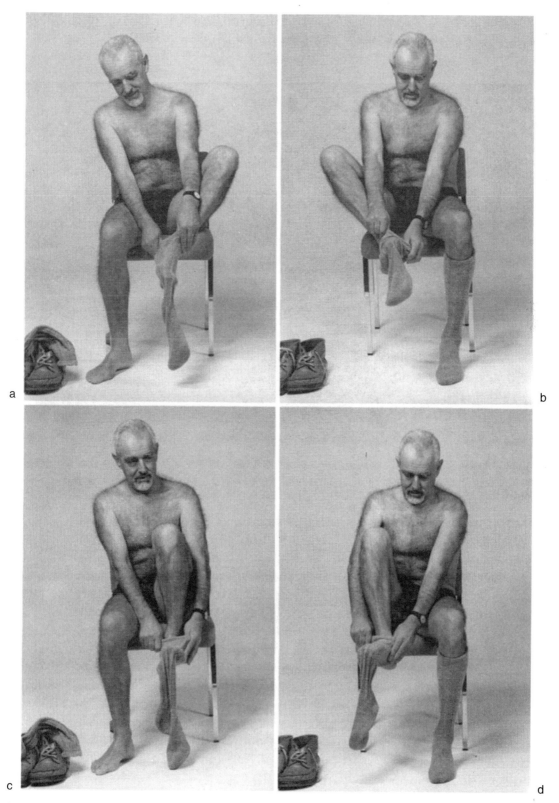

图 6-43 a~d 患者一腿主动抬起穿鞋、袜（右侧偏瘫）。a，b 髋关节外展、外旋，下腹部肌肉不被激活。c，d 膝位于两臂之间，腰部屈曲，下腹部肌肉呈主动的保持性活动。

　　学习骑自行车是令人愉悦的业余活动，也是最有效的刺激躯干活动和平衡能力的方法（图 6-44），残疾较重的患者可能只能操纵后面带平衡轮的三轮自行车（图 6-45）。

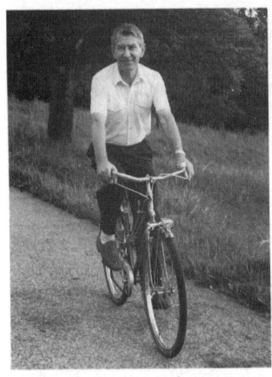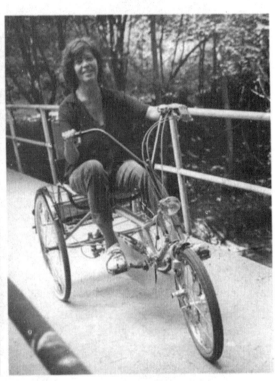

图 6-44　学会骑自行车是令人愉悦的活动，同时也可刺激躯干活动（右侧偏瘫）（与图 3-23、图 3-39 b 比较）。

图 6-45　为了使残疾较重的患者能欣赏乡村美景，在开始时可能需要一个带座椅的三轮车（右侧偏瘫）（与图 3-29 a、图 3-35 a 比较）。

第7章
由坐位站起

　　患者用正常的方式由坐位站起会遇到困难，因为此活动需要躯干和下肢同时进行选择性活动。正常情况下我们站起来时，伸展的躯干向前倾的程度很大，会使头超过双足甚至更向前一些。躯干向前移动时，髋及双膝的关节伸肌很活跃；而臀部离开支撑面时，双膝首先向前，超过双足。因此，即使髋和膝部的活动在增强，踝关节也需要更进一步的背曲（图7-1）。双髋保持相同的旋转和外展角度，以便双膝既不相互靠拢也不相互分离（图7-2）。随着躯干向前移动产生的动量，上肢轻轻向前摆动。只有当我们从低凳上由坐位站

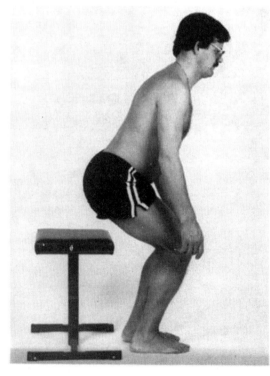

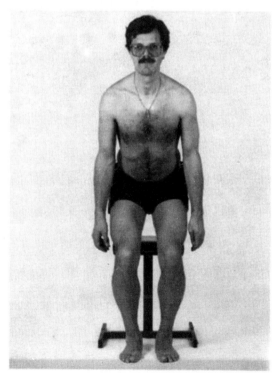

图 7-1　由坐位站起来时需要躯干和下肢的选择性伸肌活动（正常模式）。

图 7-2　由坐位站起来时，双膝关节既不靠拢也不分离，而且上肢随着向前的动量而轻轻摆动（正常模式）。

起来时，才会采用主动伸展手臂的方式，去带动重心更多地向前移动（图7-3）。由坐位站起来，对患者来说是个非常重要的活动，因为如果采取异常方式站起来的话，将会强化粗大的共同运动，而反复经常的共同运动会增加下肢伸肌的痉挛。如果患者不能正确地站起来，其最初行走的几步也不会正常。正确地练习这些活动，对下肢和躯干的选择性运动再训练是很有帮助的，这种活动会逐渐地改善患者的行走模式。

患者最常见的三个困难是：

1. 屈髋时不能伸展躯干，而需要伸肌活动时，髋又达不到足够的屈度（图7-4）。因此，患者不能使重心前移超过双足。

2. 由于需要伸肌活动，所以患侧髋关节内收。因此，不伴有内收成分的伸肌共同运动是不可能的，患侧的足跟可能会离地，因为跖屈常与膝关节伸展同时发生。

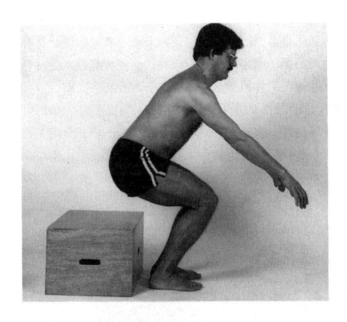

图7-3　只有坐得非常低时，上肢才会主动伸展（正常模式）。

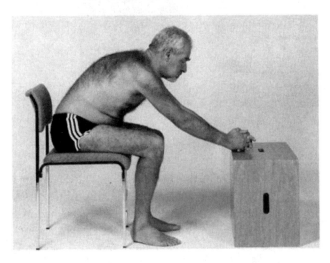

图7-4　当髋位于屈曲位和伸肌活动的同时屈髋时，患者难以伸展其躯干（右侧偏瘫）。

3．因为患者一直不能使重心充分前移，又因其髋伸肌和跖屈肌同时以完全共同运动模式活动，患者用力站起来时后倾，其膝部不是向前移，而是向后移（图7-5）。

在活动过程中，要克服这些问题，并且为了获得所参与肌群的选择性活动，治疗师必须促进正常运动模式，并且要防止出现这些异常运动成分。

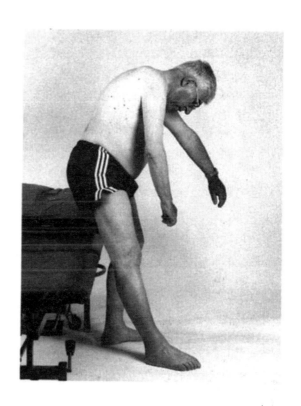

图7-5　患者用下肢全伸共同运动模式不正确地站起来，这样妨碍了其重心充分前移（右侧偏瘫）。

一、治疗性和功能性活动

（一）躯干伸展、前倾

治疗师把一只足踏在患者正前方的凳子上，把患者伸展的上肢放在她的股部，使其肘和上臂在与肩保持一条直线的姿势下得到支撑。治疗师用一只手推脊柱使其伸展，另一只手反推患者的胸，如需要的话，这只手也可以支持患者的肩。通过外展股部，治疗师可以使患者躯干进一步前倾，同时使脊柱仍保持伸展（图7-6）。

在支撑上肢完成了伸展准备工作之后，患者将手放在身体两侧，并且主动将躯干前移，治疗师根据需要，帮助其保持伸展（图7-7）。治疗师还可能需要用腿帮助其保持膝关节向前超过双足。

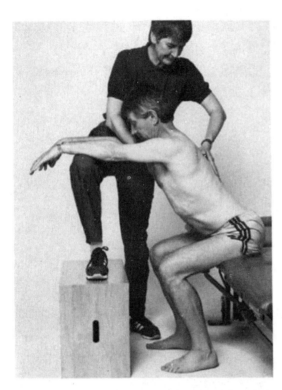

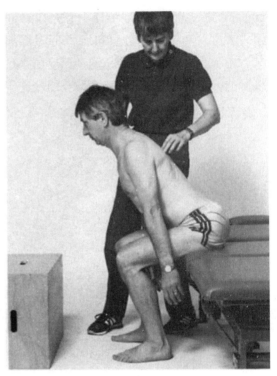

图7-6　支撑上肢伸展躯干。患者的手不应交叉在一起，因为会妨碍胸椎的伸展。

图7-7　躯干向前时，保持脊柱主动伸展（右侧偏瘫）。

开始时，可能发现有些患者的脊柱不能伸展，甚至没有向前倾斜。治疗师为了给患者更多的帮助，用自己的一侧膝盖顶住患者脊柱后凸的部位，再用自己的双手帮助其把肩拉向后侧。治疗师让患者试着将其后背相应的部位离开她的膝部，这样就给了患者一个清楚的参照点，然后用同样的方法鼓励患者向前倾，再回到直立的位置，每一次更向前倾一些（图7-8）。患者应当尽量前倾，同时不失去脊柱的伸展。

一些患者，尤其是那些躯干前倾时髋内收的患者可能会发现，在不伸髋，并且躯干首先完全前倾，然后伸展脊柱的情况下，学习动作会更容易一些（图7-9）。

治疗师坐在患者的患侧，把自己的腿放在患者的股部，并使其髋部外展，膝超过足。治疗师腿的压力是为了防止患者向前倾时，足跟离地（图7-10）。

患者向前弯腰，鼻子冲着双腿中间，双臂放松下垂，直到双手触地为止。治疗师也应鼓励他抬头向前伸，使颈部放松（图7-11a）。在完成几次躯干前倾再坐直之后，治疗师会发现，患者的腿不再拉向内收，并且可以减少她用腿给予支持的量。此时还要让患者保持腿的位置，不向内收，并且把足有意识地平放在地面上，而不要向前、向下蹬。

治疗师的腿仍置于患者的腿之上，示意他将腰挺直，但不坐直。治疗师将一只手托住其胸骨，帮助伸展胸椎。她的另一只手用相反的压力推腰椎，以防其后仰（图7-11b）。患者应保持头与脊柱成一线，在背伸直时勿使颈过伸。

患者在保持腰背伸展的正确姿势后，回到直立位，然后以髋关节做运动轴，使患者伸直的躯干向前倾。脊柱在任何水平上都不应屈曲。

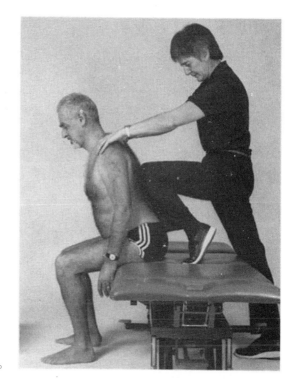

图 7-8　患者前倾时，促进躯干伸展（右侧偏瘫）。

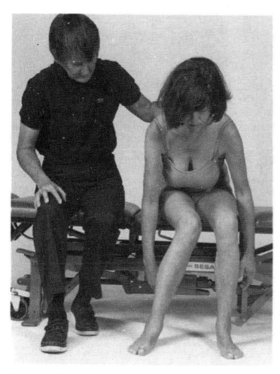

图 7-9　患者前倾时，髋内收（右侧偏瘫）。

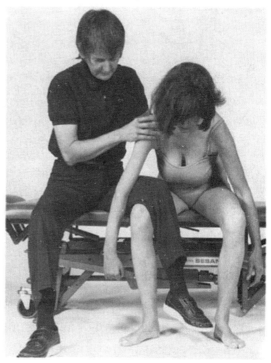

图 7-10　患者躯干前倾时，防止髋内收（右侧偏瘫）。

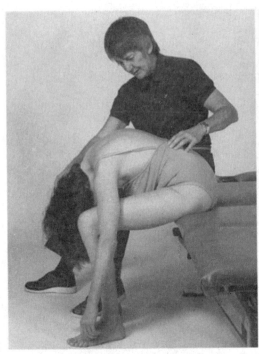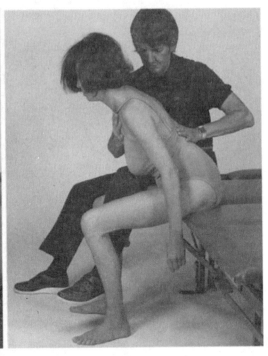

图 7-11 a，b　促进躯干及患侧腿选择性伸展（右侧偏瘫）。a 患者完全向前弯曲，双臂放松，垂悬于两侧。b 治疗师控制患侧腿保持外展，帮助躯干伸展。

（二）由坐位站起来

1. 由治疗师帮助

如果患者活动仍很困难，治疗师可能需要给予大量的帮助，以确保一个正常的运动模式。她坐在患者前面，双膝夹住患侧膝，以便她能控制患侧膝向前运动超过足部，以及给予必要的髋外展。治疗师告诉患者先不要试图站起来，而只是向前、向她倾斜。她将患侧手放在自己这一侧的腋下，轻轻地把持着他的上肢，以便保护他的肩。治疗师用另一只手指明背部后凸部位，通常大约在 T8 ～ T10 之间，来帮助其伸展胸椎（图 7-12 a）。在患者伸展脊柱后，治疗师让患者从支撑面抬起臀部，不要向后顶治疗师的手。她用自己的膝向前移患者的膝，与此同时，还要防止他的足跟离地（图 7-12 b）。治疗师放在患者胸椎上的手还有助于促进向前运动。患者站起来后，治疗师松开患者上肢，帮助其伸展髋关节，在这个过程中，她的一只手帮助髋伸肌，另一只手在前面帮助患者下腹肌上提骨盆（图 7-12 c）。由于治疗师坐在患者的前面，她可以腾出双手随时给患者提供帮助（图 7-13 a）。治疗师可用膝部帮他向患侧转移重心，而不使其膝向后过伸，即使他抬起健侧足时，也不要出现膝过伸（图 7-13 b）。

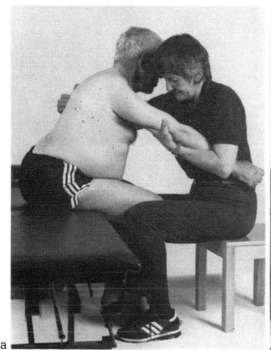
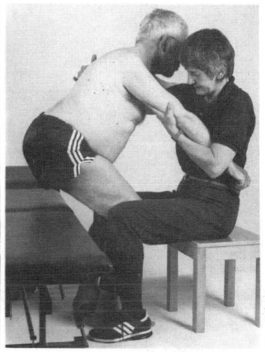
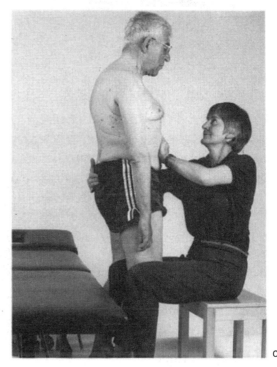

图 7-12 a~c 促进由坐位站起来的活动（右侧偏瘫）。a 治疗师用双膝固定患侧膝关节，且支撑住患侧上肢。b 向前拉他的膝，使之超过双足，并且帮助躯干伸展。c 调整患者骨盆的位置。

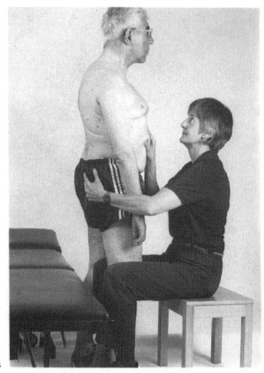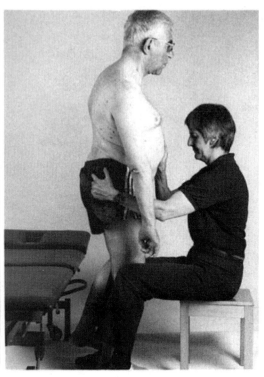

图7-13 a，b　将重心向患侧转移（右侧偏瘫）。a治疗师用自己的双膝引导患者将重心移向患侧。b患者把足抬离地面。

当治疗师帮助患者再坐下时，采用帮他站起时一样多的促进方法。她把持住患侧上肢靠在自己身上，同时用另一只手扶住患者的后背，保持其重心充分向前，使他能够向下慢慢地坐下，躯干近端运动可以抑制上肢屈肌的过度活动，并为上肢参与更主动的活动做准备。

2. 双手支撑在凳子上

治疗师帮助患者将双手平放在其正前方的凳子上。必要的话，治疗师握住患者的肘部使其处于伸展位，用向下的压力确保患者在抬起臀部离开支撑面，并且把重心向前移到双臂上时，手仍保持在原来的位置（图7-14）。治疗师用她的另一只手指导患者的膝部向前超过足，以便主动伸腿而不伴髋内收。患者足趾下放一卷绷带来抑制足趾的屈曲。

膝关节保持轻度的屈曲位，伸展脊柱，然后再弯腰（图7-15 a，b）。躯干屈曲及伸展时，膝关节屈曲角度不变。

在腰伸展的情况下，患者利用腰部躯干侧屈肌选择性地进行骨盆的两侧移动。治疗师用自己的身体和上肢稳定患者的胸椎，用手促进骨盆的独立侧向运动（图7-16 a，b）。

患者将双手平放于前面的地板上，然后抬起臀部。治疗师辅助维持患侧肘的伸展，并防止髋内收（图7-17 a，b）。

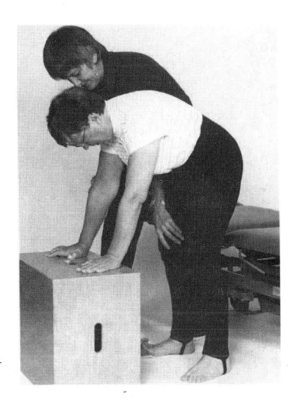

图7-14 双手支撑凳子站起，治疗师握住患侧肘于伸展位，并协助膝运动（右侧偏瘫）。

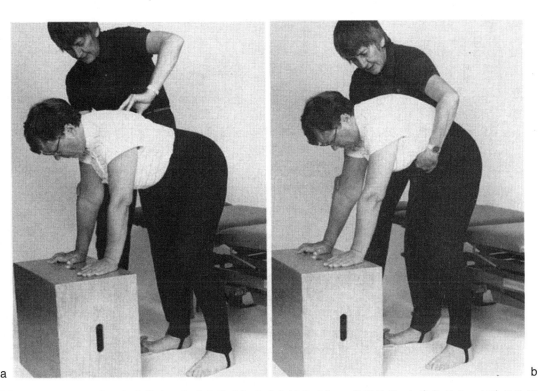

a

b

图7-15 a，b 通过双上肢持重，主动地移动躯干（右侧偏瘫）。a脊柱伸展。b脊柱屈曲，但膝的位置不变。

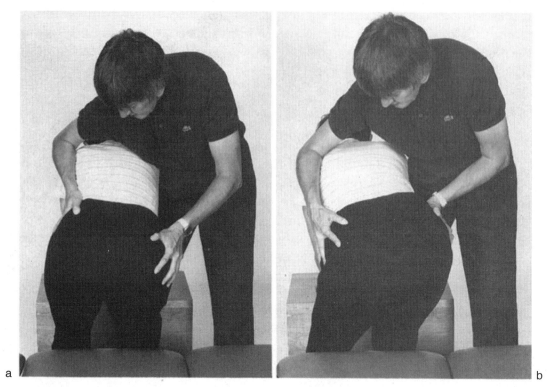

图7-16 a，b　用双上肢持重进行选择性躯干侧屈（右侧偏瘫）。a治疗师用自己的腿保持患侧手臂于伸展位，帮助患者稳定胸椎。b治疗师的双手促进骨盆侧向运动。

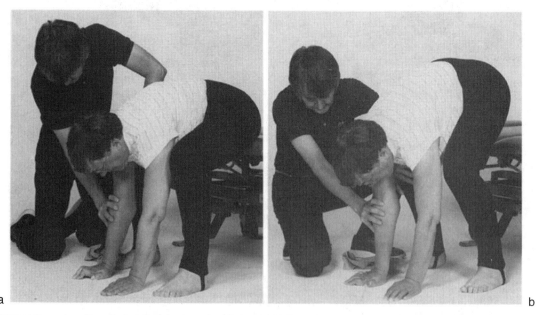

图7-17 a，b　将双手平放在地板上，进行患侧下肢选择性伸肌活动再训练。a调整起始位。b患者的臀部抬起离开座位。

如果开始时患者感到完成此活动困难，可逐渐降低放在其前方凳子的高度，直到他能够把把手平放在地上进行活动为止。把凳子高度降低后，患者通常会把臀部降低坐到治疗床上，因为这比从座位上抬起臀部更容易些。把患者的座位降低后，使需伸展下肢的活动成为可能（图7–18 a，b）。

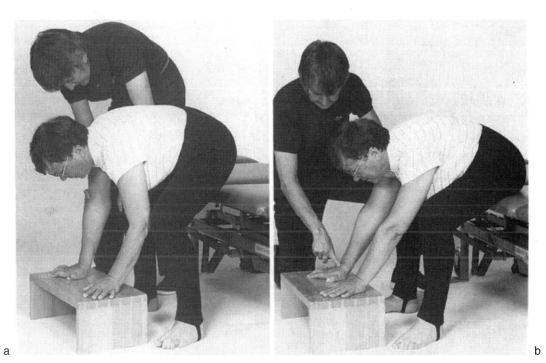

a   b

图7–18 a，b　双手支撑在矮凳子上，学习选择性伸展患侧下肢（右侧偏瘫）。a 治疗师帮助维持肘伸展，并纠正患侧膝的位置。b 患者向下坐到座位上。

3. 患侧腿单独持重

患者将健侧腿搭在患侧腿上，把臀部抬离治疗床。治疗师用一侧上肢绕过患者背部，把手置于大转子处，促使其活动的完成。她的肩要位于患者的后面，以防患者躯干后仰（图7–19 a）。把一只凳子或椅子放在患者的前面，给予其充分向前倾斜的信心，因为他知道必要时可以用健侧手保持平衡。

一旦患者可以在此体位下单腿持重，治疗师就可令其将背部伸展（图7–19 b）。患者还可以练习支撑侧膝关节的屈、伸。此活动很有用，因为它保证了患侧腿持重时选择性地伸展。尽管膝、髋都主动地伸展，但交叉到患侧上面的健侧腿防止了足跟离地，并保持踝关节的背屈。患者足趾下放一卷绷带，使足趾保持背屈位，这样也防止了伸肌共同运动模式的产生。躯干侧屈肌选择性地被激活，以便能在如此狭窄的支撑面上保持平衡。

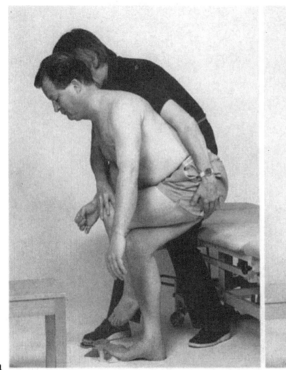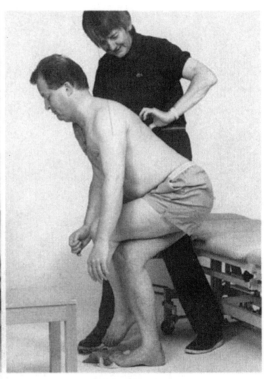

图7-19a，b　用患侧腿单独持重的方式促进选择性的伸肌活动（右侧偏瘫）。a将健侧腿搭在患侧腿上，协助患者抬起臀部离开座位。b伸展躯干时保持平衡。

（三）躯干和髋伸、屈肌之间选择性交替活动

无论残疾程度如何，只要患者开始离床坐起来，就可以着手准备后续活动。随着其能力的改善，后续活动逐渐增加，其结果是患者的选择性活动会帮助他站起来，并且能较正常地行走。

患者将上肢支撑在前面的桌子上时，常常不能有效地伸展脊柱（图7-20）。

治疗师柔和又稳固地向下按他的背，被动运动其脊柱，并使之伸展（图7-21）。

患者一旦能够伸展胸椎，治疗师可帮助他从腰骶处开始伸展脊柱。治疗师用拇趾推压患者脊柱后凸区域，该区域多在第五腰椎的水平（图7-22）。患者主动地伸展腰椎，然后交替屈、伸腰椎，同时稳定其胸椎。运动逐渐成为选择性的活动，骨盆的灵活性随之增加（图7-23a，b）。

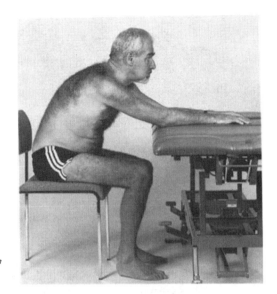

图 7-20 即使是双上肢支撑在桌上，仍难以伸展躯干（右侧偏瘫）。

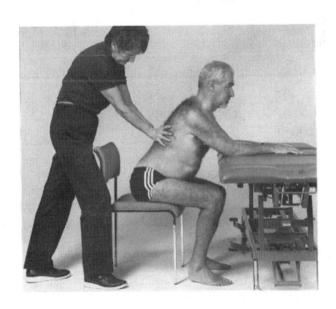

图 7-21 重新获得脊柱被动伸展（右侧偏瘫）。

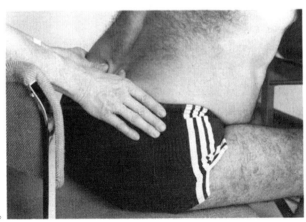

图 7-22 帮助患者伸展腰椎（右侧偏瘫）。

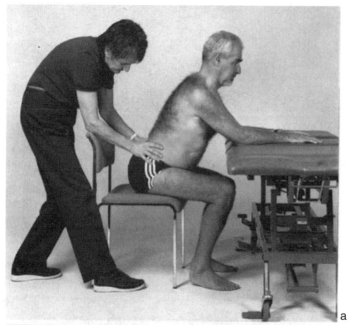

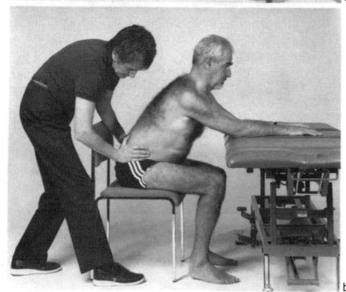

图 7-23 a，b 选择性地屈、伸腰椎
（右侧偏瘫）。

　　患者把双手放在胸上，健侧手在患侧手上面。他从髋部开始，向前运动伸展的躯干，脊柱不许有任何弯曲（图 7-24 a，b）。运动时患者双手也可以置于身体的两侧。治疗师的一只手放在患者的手上，帮助他稳定伸展的躯干，另一只手帮助伸展胸椎。治疗师要求患者的头及躯干保持在一条线上，因为通常他在试图伸展躯干时会过度伸颈。如果患者能够在治疗师不用手扶持其躯干时也可前后运动，治疗师可以用自己的手阻止患者的髋内收，帮助其膝保持向前超过足（图 7-25）。当患者能够轻松自如地活动伸展的躯干时，就不再需要前面的桌子或治疗床了。然而，前面的凳子仍然有用，因为它可增加他身体充分前倾时的信心，这在他臀部离开床面时至关重要。

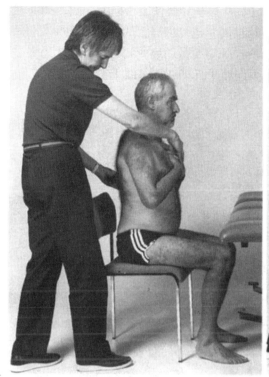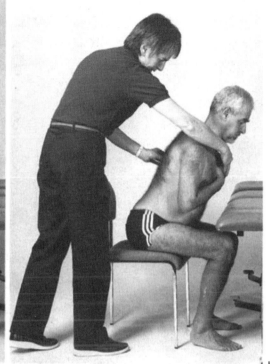

图 7-24 a，b 前倾时保持躯干伸展（右侧偏瘫）。

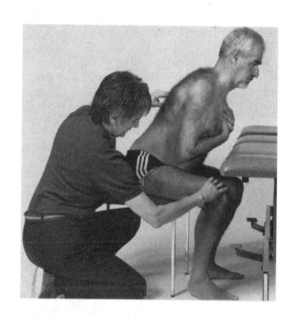

图 7-25 伸展的躯干前倾时，防止患侧髋内收（右侧偏移）。

患者前倾伸展的躯干，直到头部超过双足，其双臂仍停留在两侧。为帮助患者稳定躯干，治疗师再次用一只手放在患者的胸骨上，而另一只手放在其背部稳定躯干（图 7-26 a）。

患者从治疗床上抬起臀部，但躯干仍保持伸展，只是屈髋使躯干向前（图 7–26 b）。

患者再次向下坐时，身体后仰，且双腿主动抬高，他要将自己的双髋、双膝及双足保持在直角位。开始时为了达到膝髋所需角度，治疗师需要帮助患侧腿进行运动。患者后仰时，她要用一只手帮助其胸椎伸展。患者的头要与躯干保持在一条线上（图 7–27）。

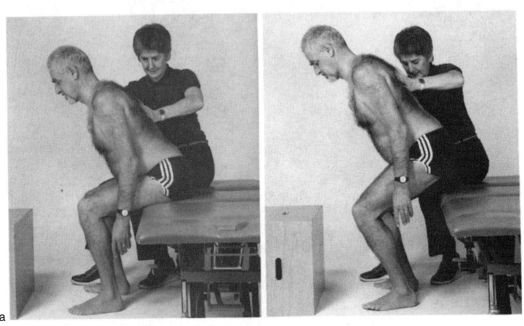

图 7–26 a，b 双腿持重以促进躯干伸展（右侧偏瘫）。a 治疗师把一只手放在患者的胸骨上，另一只手置于胸椎后面。b 臀部抬离座位。

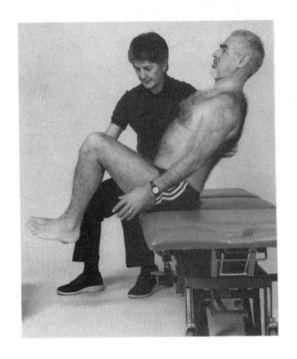

图 7–27 双足离地、身体向后摇晃，双膝与髋保持直角（右侧偏瘫）。

　　患者依次重复运动，先向前晃动，抬起臀部离开座位，然后再次向后，运动时下肢保持屈曲状态。治疗师常需要帮助患侧足保持背屈，无论是落地，还是双腿主动屈曲时都应如此（图7-28 a，b）。

　　一旦患者掌握了此活动，就可以增加难度和多样性，包括一些相得益彰的选择性活动。进步较快的患者，可以把锻炼融入家务活动中。

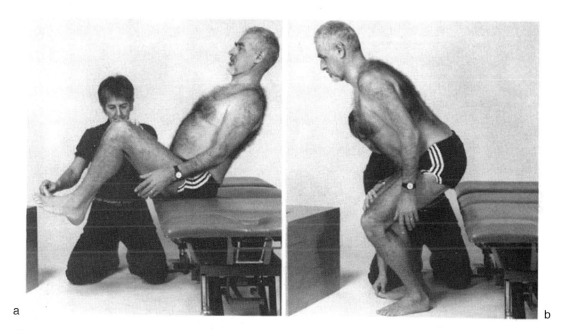

图7-28 a，b　髋与躯干交替进行选择性屈伸活动。治疗师纠正患侧膝与患侧足的位置（右侧偏瘫）。a 屈肌活动。b 伸肌活动。

1．躯干活动结合足的主动跖屈

　　如前所述，患者以同样的方式前后晃动，但在臀部抬离座位时，用踝主动跖屈，仅以足掌及足趾持重。患者膝的垂线必须落在踝关节前方。如果患者将双手置于其胸部，并且把健侧手食指的指尖放在下颌前面的话，他会自动将头保持在正确位置上（图7-29 a，b）。在身体后仰过程中，患者必须始终避免腰椎的屈曲。该活动在支撑相同时训练了踝关节的主动跖屈和膝关节的选择性伸展。在双足从地面上抬起、重心向后转移时，尽管有髋主动屈曲和强壮的下腹肌活动，但是下肢选择性屈曲的能力得到加强，选择性躯干伸展能力得到巩固。

2．双腿交叉

　　在非持重阶段，患者将一条腿交叉置于另一条腿的前面，并引导重心向前，在新体位下双足保持并列。患者再次后仰时，要将另一条腿交叉到前面。双腿交叉持重强化髋部选择性伸展，此时髋要外旋，主动伸展，但不能伴有内收（图7-30 a，b）。为保持平衡，还需要较强的躯干侧屈肌的活动。

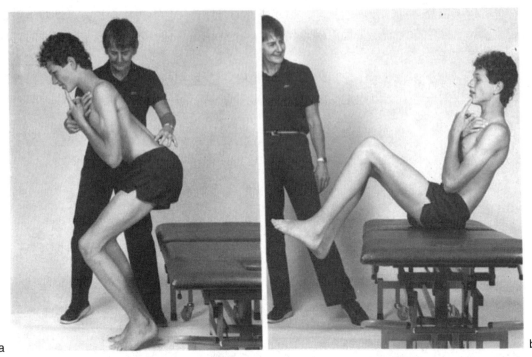

a　　　　　　　　　　　　　　　　　　　　　　　　　b

图7-29 a，b　持重时训练足跖屈（右侧偏瘫）。a臀部抬离座位时，患者要保持双膝超过双足。b双足离地时，患者尽量保持躯干伸展。

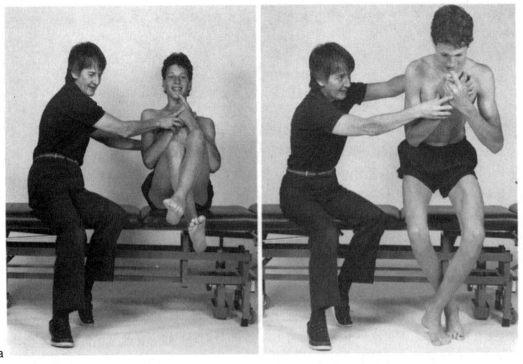

a　　　　　　　　　　　　　　　　　　　　　　　　　b

图7-30 a，b　双腿交叉，躯干及髋部伸、屈肌交替进行选择性活动（右侧偏瘫）。a屈曲。b伸展。

3. 附加活动

要使活动变得自如、不费力，患者在继续进行前后摆动活动的同时，进行其他功能活动，如穿上衬衫，或读一本书。（图 7-31 a，b）。

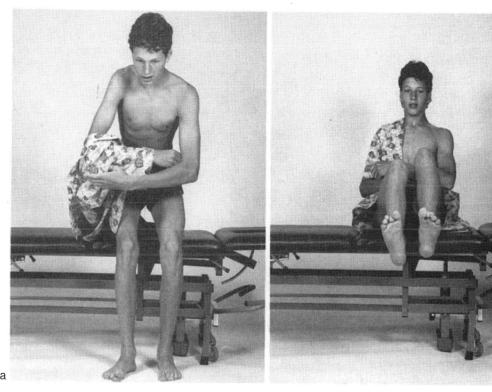

a　　　　　　　　　　　　　　　　　　　　　　　　　　b

图 7-31 a，b　在交替进行躯干及髋部选择性的屈、伸活动的同时穿上衬衫（右侧偏瘫）。

（四）由较高的治疗床或床边站起来

帮助患者由较高的治疗床或床边站起来的活动，既可改善患侧腿的选择性伸展，又可改善其躯干的选择性控制。患者单腿站立，并且把对侧髋部向上抬到床上。如果患者使用的床或治疗床的高度不能调，练习此活动还有助于患者上床。

将患者转移到高床上

当患者仍被限制在轮椅上，其患侧腿不足以持重时，为了将患者转移到一张不能调低的床或治疗床上，治疗师或护士需要给以充分的帮助。

治疗师扶起患者，令患者背靠床，用自己的一侧股部在患者前面支住患侧腿的膝部，另一条腿置于患侧腿后面，把患者拉向自己，用双臂支撑其躯干，用股部稳定患侧下肢

（图 7-32 a）。

　　患者将健侧腿抬离地面，治疗师将一只手放到患者的股部，抬起该侧臀部，放到床上（图 7-32 b）。

　　患者的体重支撑于床上，治疗师变换手的位置时，将一只手臂从后面抱住患者健侧肩部，使他能把重心转移至健侧，用另一只手抬起患侧腿，将其臀部后移到床上（图 7-32 c）。

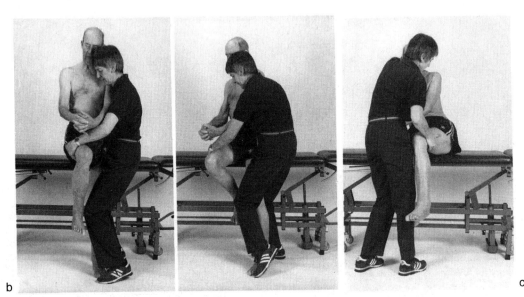

图 7-32 a~c　帮助坐轮椅的患者转移到较高的治疗床上（左侧偏瘫）。a 治疗师用双腿固定患侧膝。b 把健侧臀部抬到治疗床上。c 将患侧臀部向上抬到治疗床上。

（五）从较高治疗床或床边站起及坐下

1. 患侧腿持重

　　患者坐在治疗床上，治疗师跪其旁边，指导他将足慢慢地放在地上。患者保持躯干伸直，患侧腿主动持重，让屈肌群逐渐放松，不要用力使之成伸展位。通过将其足趾保持完全背伸，治疗师帮助阻止完全伸展的共同运动的发生，并把患侧足平放在地上（图 7-33）。

　　治疗师站在患者旁边，用一只手帮助患侧髋伸展，支撑方法在第八章描述。她的另一只手放在患者的后面，用手扶着他的腰部，帮助其用患侧腿站立起来，并慢慢地把另一只足放到地上（图 7-34 a）。

　　要回到治疗床上时，患者将健侧腿屈曲，注意患侧膝关节不要突然向后推，形成过伸位。治疗师通过保持患者患侧髋部充分向前，膝垂线超过足来帮助进行正确的运动（图 7-34 b）。来回运动并重复，健侧腿还可以在不完全接触地面的情况下，停留在空中。

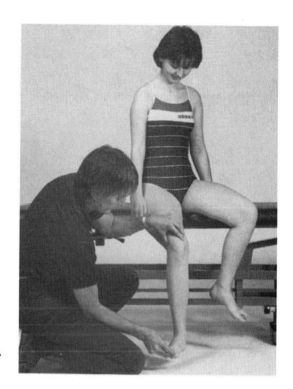

图 7-33　由较高治疗床站起前，患侧足先平放在地上（右侧偏瘫）。

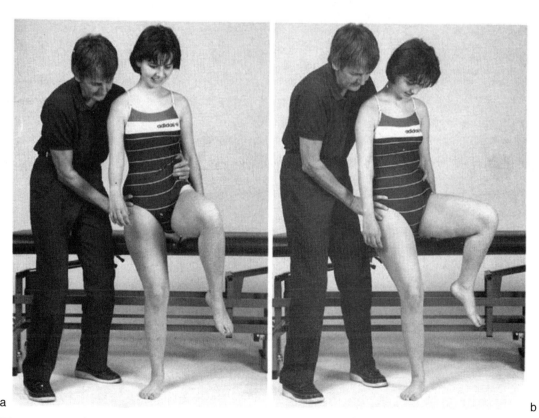

a

b

图 7-34 a，b　帮助由较高治疗床上站起，再以患侧腿持重的方式回到坐位（右侧偏瘫）。

当患者能够有把握地正确进行此项活动，治疗师跪在其前面帮助练习站起再坐下。治疗师轻握健侧足趾，示意患者前后运动的方向，患者用患侧腿站起，健侧腿仍抬着不落地，让其回到坐位，再站起来。治疗师用另一只手扶在患侧膝部，防止膝关节向内晃动。因为患侧髋伸展伴内收、内旋的话，膝关节就会向内晃动不稳（图 7-35）。这项活动可改善步行支撑相的下肢选择性伸展。

2. 健侧腿持重

在治疗床上坐位，患者将健侧足放在地上。首先，治疗师需要坐在他前面的凳子上帮助他在控制下将患侧足放下。治疗师的腿支在其健侧腿的侧面，使患者可将重心转移到该侧，治疗师的支撑为重心转移提供了稳定性和参照点。治疗师指导患者站起及再回到坐位（图 7-36）。整个活动过程中，患者躯干应当保持直立。

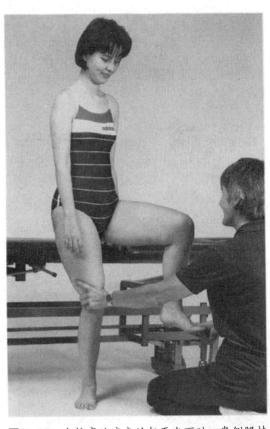

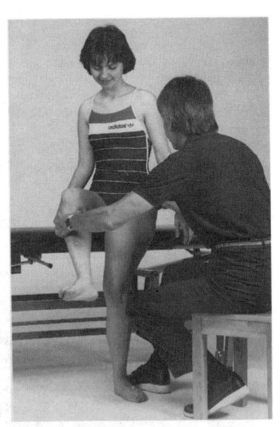

图 7-35　由较高治疗床站起再坐下时，患侧腿持重（右侧偏瘫）。

图 7-36　健侧腿持重，促进站起及回到坐位的运动（右侧偏瘫）。

当患者学会了正确的运动，并且有了信心的时候，治疗师跪在其足边，给予极少的支持。她用一只手扶住患侧足，保持足趾的背屈，防止下肢活动时足内翻（图 7-37 a，b）。

在患侧腿屈曲前后摆动时，她的另一只手帮助患者避免患侧骨盆上提。

此活动改善步行摆动相躯干及患侧腿的选择性控制。

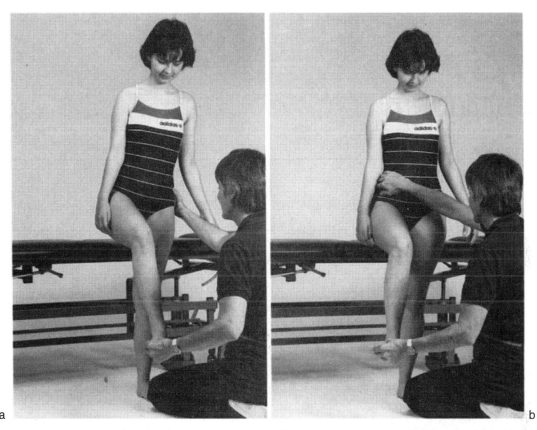

图 7-37 a，b　健侧腿持重，从高床边站起（右侧偏瘫）。a 治疗师握住患侧足于背屈位。b 治疗师用自己的手防止患侧足向下放时该侧骨盆上提。

二、结论

患者由坐位正确站起的各项准备活动，对再训练躯干选择性控制和患侧腿选择性伸展最为有用。我们坐着向前倾时，双腿会立即对躯干起支撑作用，而且髋、膝伸肌也被激活。当臀部离开支撑面时，需要强有力的伸肌活动以对抗屈肌。反复练习本章描述的这些活动，可增加肌张力和增加患者髋及膝部的伸肌力量。由于双腿的位置，伴随膝屈曲、足背屈，所以，活动将是选择性的，并且避免了增加伸肌痉挛模式的危险。处于康复各个阶段的患者都将从这些活动中受益。即使对于那些不用帮助就能行走的患者，这些活动也能改善其步态的质量。对于仍坐在轮椅中的患者，需要治疗师给予足够的支持，而且活动要逐步进行。

第8章
站立位的活动

比较有信心地站起并保持直立的能力，需要躯干姿势肌群做相当大的调节，因为这些肌群控制着脊柱长活动杠杆和构成脊柱的连续的短杠杆。站直还需要下肢足够的肌肉活动以支撑上身的体重。尽管有髋周围肌肉活动起稳定作用，但骨盆必须保持能自由地活动。为了在站立时保持平衡及能从事功能性活动，躯干不能固定在某种姿势上，来代偿不充分的下肢肌力。同样，头也必须保持自由活动。对于正常行走来说，可移动的站立是必要条件。

治疗过程中，站立位时的各种活动极为重要，同时有利于训练患侧腿正确地持重。患者在治疗师帮助下站立越多，将来对异常高度的恐惧感越少。在偏瘫后的初期阶段，患者大部分时间可能卧床或坐在轮椅上，完全由他人照顾。当他第一次站起来，前方的地面似乎看起来有些遥远。

混乱的感觉反馈会使患者感到站立时没把握，因为他站立时与周围环境唯一确定的接触面，就是健侧着地的足掌。控制，对于身体的其他部分非常必要，它取决于这些部位内部感觉系统提供的信息，而这类信息往往是模糊的、不准确的。患者需要重新习惯这一新的高度，并且需要重新学习正常站立姿势的感觉。

一、开始站立位活动之前的重要思考

患者按照预期站起来之前，需要仔细、认真地进行肌肉活动的准备，包括卧位及坐位的活动，特别是膝、髋的选择性伸展活动。如果患者不具备足够的伸肌张力和活动控制，他将被迫使用全伸模式，包括足跖屈或通过躯干前倾及屈髋而锁定膝关节于过伸位的代偿机制。患者为站立而准备的活动，已在前面的章节中进行过描述，戴维斯（Davies 1985）也做过描述。

由于涉及许多关节，所以代偿或替代运动的可能性多种多样。治疗师必须非常仔细地观察，以确定身体各部分是否处于正确的体位。极为细小的姿势偏差都会使肌肉的活动不同。

治疗师帮助患者的方式，应该使患者无须用健侧手支持自己为宜。否则，上肢活动会取代躯干活动，这样就不会得到正确的、相关的控制。

患者触觉－运动知觉受损越多，他需要周围环境提供的信息就越多。实际生活中固定的物体，如患者前面的桌子，会帮助他辨别身体的空间位置。指导患者时，用"让股靠住桌子"或"挪动臀部挨着桌子"比用"让臀部向前"或"把重心转移到左侧"，对患者来说要容易得多。

患者应该赤足做练习，以便观察和矫正足及足趾的运动。要保持跟腱的全伸能力和趾屈肌的能力，抑制痉挛。跟腱轻微的挛缩也会对行走产生很大的影响，因为在支撑相，任何短缩都会阻碍重心前移超过双足的活动。结果，他不得不使用头、躯干、膝及髋的代偿姿势。持重时将一卷绷带放在患者的足趾底下，这会抑制远端痉挛，并维持跟腱及趾屈肌的长度。

二、训练躯干和下肢的选择性运动

（一）骨盆前后倾斜

患者双腿均匀持重站立，双膝轻轻屈曲（大约20°）。治疗师坐在其前面的凳子上，用双膝使患者的双腿保持外展、外旋，以便双膝与双足在一条线上。治疗师把一只手放在患者臀部，另一只手放在其腹肌上，促进其骨盆向前、向后的分离运动（图8-1 a，b）。不管骨盆如何运动，患者的双膝保持不动。在腰椎屈曲和伸展时，他还要努力稳定胸椎（图8-2 a，b）。

在骨盆能随意地、有节奏地前、后运动时，患者将重心转移至患侧，但不要干扰骨盆的运动。甚至当他将健侧足抬起离地时，运动也要继续（图8-3 a，b）。要求患者将健侧膝完全保持在身体前面，否则他会前后摆动健侧膝以此使骨盆倾斜，从而代替了患侧肌群的作用。

（二）患侧腿持重伴健侧髋关节内收、外展

患者轻屈其双膝，将重心转移到患侧，治疗师坐在他前面的凳子上，离患侧稍近。治疗师的腿放在患者腿的外围，这可以为患者指示转移重心的程度，即直到患者腿的外侧缘稳固地靠在治疗师的腿上。治疗师用手矫正患者的姿势，其中一只手帮他伸展患侧髋关节，另一只手帮助加强其腹肌的力量（图8-4）。

然后患者将其健侧足放在患侧膝内侧，并且躯干、骨盆或持重腿位置不变的情况下，外展、外旋健侧腿，再内收、内旋健侧腿（图8-5 a，b）。

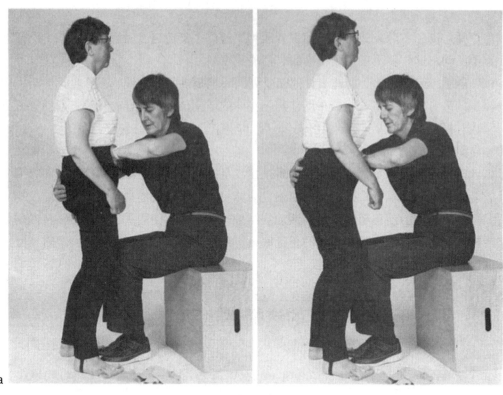

图8-1 a，b 促进骨盆选择性的前后运动（右侧偏瘫）。a治疗师将一只手放在患者的髋伸肌处，另一只手扶住患者下部腹肌。b治疗师用膝使患者的髋保持外展、外旋。

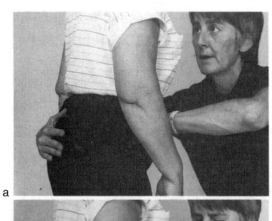

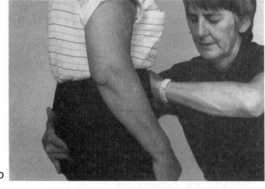

图8-2 a，b 腰椎屈伸时，使胸椎稳定（右侧偏瘫）。a伸展。b屈曲。

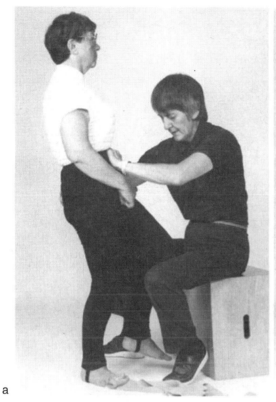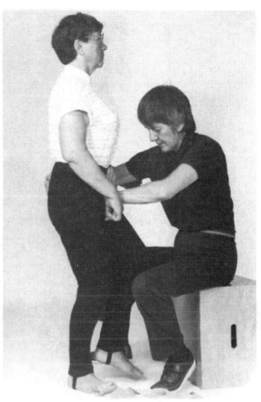

a

b

图 8-3 a，b　健侧足抬起离地后，有节奏地前后摆动骨盆（右侧偏瘫）。

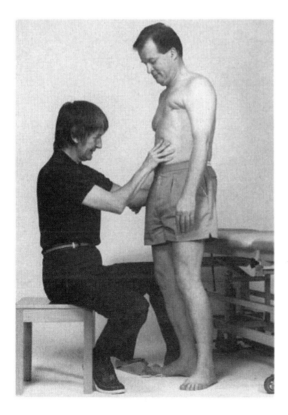

图 8-4　调整起始位置用患侧腿持重，对侧髋内收、外展练习（右侧偏瘫）。

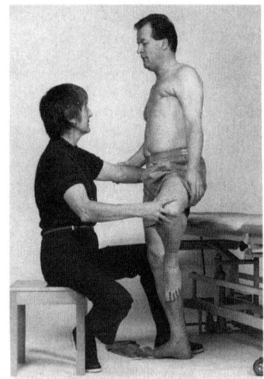

a

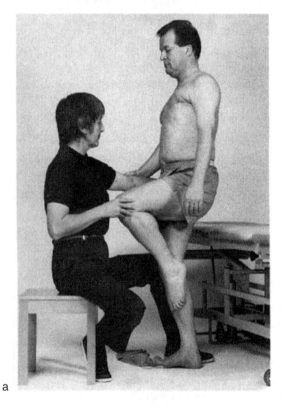

a

图 8-5 a，b　对侧髋内收、外展时，患侧腿持重，健侧足放在患侧膝内侧（右侧偏瘫）。a 外旋、外展。b 内旋、内收。

（三）躯干前屈及再回到直立

患者站立，双侧股靠住前面的治疗床或桌子，床或桌子的高度大约在患者髋的水平。治疗师站在患者身后，向前推他的臀部，并且使他的肩背伸直（图8-6）。如果他不能充分伸膝，或只能以足跖屈位伸膝，就应该使用夹板固定膝关节并使其处于伸展位。可用硬质材料制作简单的夹板，如石膏、塑料或帆布加金属支架等，并且应该用弹性绷带固定结实（图8-7 a，b，c）。使用夹板的目的是为了让患者的膝关节保持伸展，这样患者就无须费力使膝关节伸展，即不必用足向下蹬，也不必使髋后凸。夹板对于患侧腿自主运动缺乏或感觉极差的患者是很有用的治疗及辅助器具。踝阵挛或跟腱挛缩的患者在持重时使用夹板会受益，而且还会因踝关节背屈增加，达到重心前移的目的。

治疗师减少给予的帮助，并让患者主动地保持股部与治疗床的接触，她的另一只手放在患者胸骨上，协助其躯干伸展（图8-8）。

令患者将健侧手轻轻支撑在治疗床上，并使身体直立，用健侧腿向后倒退一步，股部保持与治疗床接触（图8-9 a）。患者将健侧上肢向前抬起，躯干的位置不变（图8-9 b）。

一旦患者能够不太费力地依次重复这项运动时，治疗师就可以将其患侧手平放在治疗床上，保持其上肢伸展，以便抑制屈肌痉挛，鼓励伸肌活动（图8-10）。

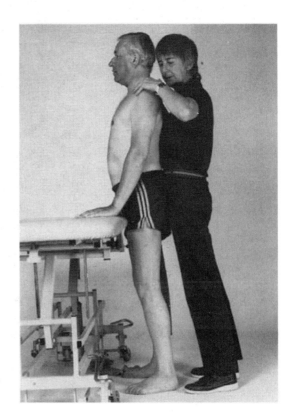

图8-6　患者股部抵住治疗床，以充分伸展的姿势站立（右侧偏瘫）。

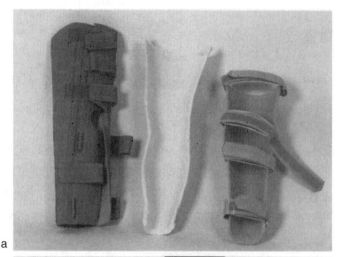

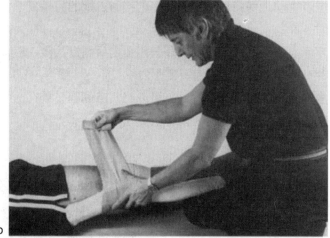

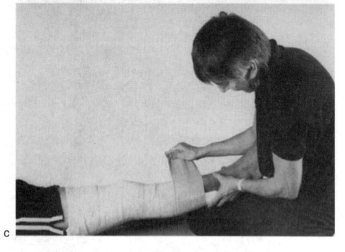

图8-7 a~c 使用夹板来保持膝伸展。a 伸膝夹板。b 治疗师先将夹板固定在膝关节上。c 用绷带将整个夹板缠起来（右侧偏瘫）。

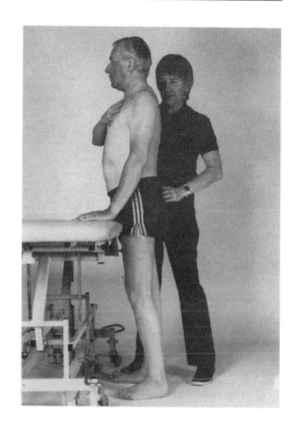

图 8-8 伸展躯干时，帮助患者保持髋向前（右侧偏瘫）。

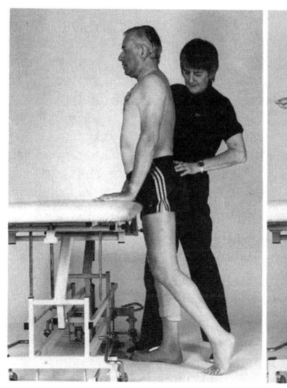

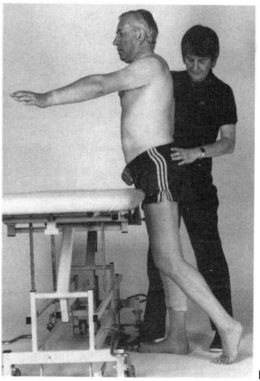

a

b

图 8-9 a，b 健侧腿向后退一步，抬起支撑在治疗床上的上肢（右侧偏瘫）。

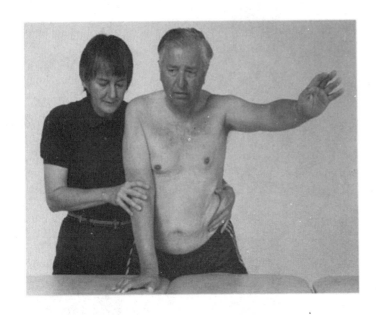

图 8-10　抑制患侧手臂痉挛（右侧偏瘫）。

　　患者再次双足平行站立，双手交叉握在一起，治疗师帮助他将双肘放在治疗床上，这时健侧膝尽可能伸直（图 8-11 a）。股部仍顶住治疗床，让患者回到直立位，而且不能用肘向下推。患者再次站直前，其颈部保持屈曲，不要后仰（图 8-11 b）。

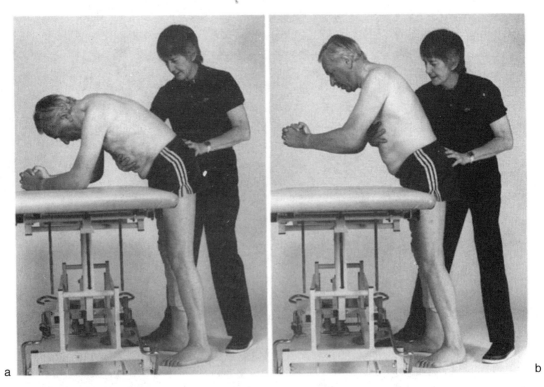

图 8-11 a，b　将双肘放到治疗床上，再回到直立位（右侧偏瘫）。a 双手交叉握在一起，将双肘放在治疗床上。b 不用手推站起来。

　　患者将健侧足置于其身后，重复刚才的运动。治疗师要确定患者股部没有与治疗床失去接触（图 8-12 a，b）。

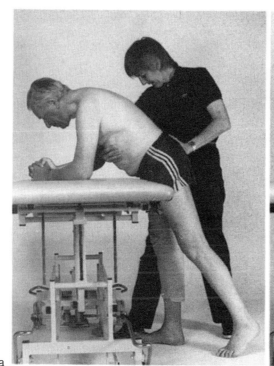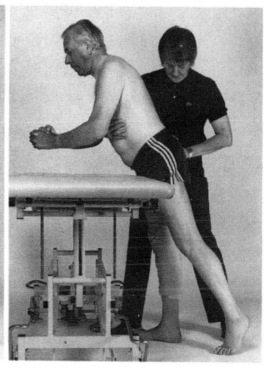

图 8-12 a，b　患侧腿承重时，双肘放到治疗床上再站起来。

（四）站在斜面上躯干前屈再直立

　　患者站在前面有治疗床的楔形板上，患侧足趾下放一卷绷带，绷带既突出了斜面的效果，又增加了踝和足趾的背屈（图 8-13）。

　　治疗师矫正躯干的位置，并让患者一点点移动离开治疗床，然后再向前倾，在这个运动中，踝关节是唯一的运动轴。

　　患者双侧股部靠着治疗床，用健侧足向后退一步，仅拇趾接触支撑面保持不动。然后，健侧上肢向前抬起（图 8-14）。

　　首先双足并拢，然后健侧足向后移，患者向前弯腰，直到肘支到治疗床上。双手交叉，前额贴在手上，起身回到直立位。前额保持与双手接触，这样才能保证患者没有用颈部伸展来伸展躯干（图 8-15 a~c）。治疗师通过用一侧手臂环抱患者的腹部，并指导他向上来促进运动。重复该运动时，她还要帮助患者保持股部与治疗床的接触。

　　该话动不仅改善了选择性的髋伸展，也降低踝跖屈肌的张力到一种令人吃惊的程度。这是一种帮助患者不需要佩戴支具或足背屈矫形器行走的活动。

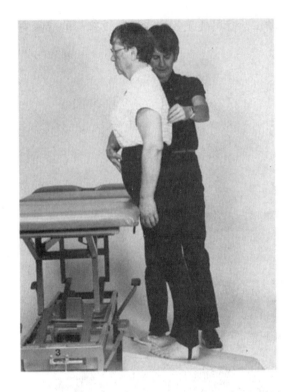

图 8-13   站在楔形板上，躯干和髋伸展，将一卷绷带放在患侧足趾下（右侧偏瘫）。

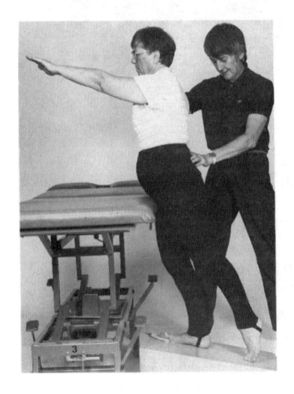

图 8-14   患侧持重站在楔形板上，健侧上肢从治疗床上抬起来（右侧偏瘫）。

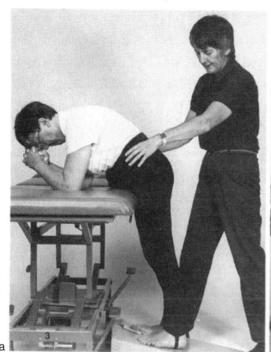
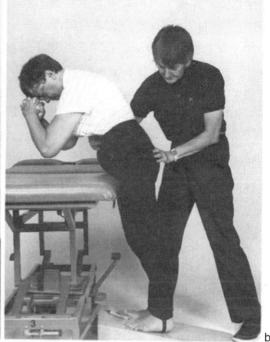
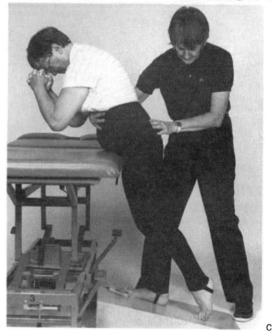

图 8-15 a~c 站在楔形板上，同时将双肘向下放到治疗床上，然后再站起来（右侧偏瘫）。a 双髋紧贴治疗床沿，双膝伸展。b 患者前额伏在交叉的双手上。c 患侧腿全部持重做相同运动。

（五）患侧腿持重，健侧足放在台阶上

患者用患侧腿站立，抬起健侧足放在前面的台阶上，治疗师站在患者患侧，一只手帮

助他进行髋伸展，另一只手置于对侧，帮助他向治疗师这边转移重心（图 8-16 a）。治疗师通过用拇指适当地推压患者股骨头，指导其向前挺起来，并帮助患侧髋伸展。换言之，她的手起着辅助髋伸肌的作用，并摆正骨盆于股骨上、股骨于足上的位置（图 8-16 b）。这样，患者就能防止膝关节过度向后成过伸位。治疗师的拇指不可能单独抵抗患者伸肌后推膝关节的全部力量，她的手只是在患者自己努力控制膝关节的位置时，促进正确的运动，并了解他需要什么样的帮助。

患者将足轻轻地放在台阶上，然后再放回地上。当其控制力得以改善，就让他用足反复踏台阶，患腿不做任何运动。应指导他将整个足平放在台阶上，而不只是拇趾触台阶，那样做所需的运动要少得多。用足在台阶上踏的次数要逐渐增加。

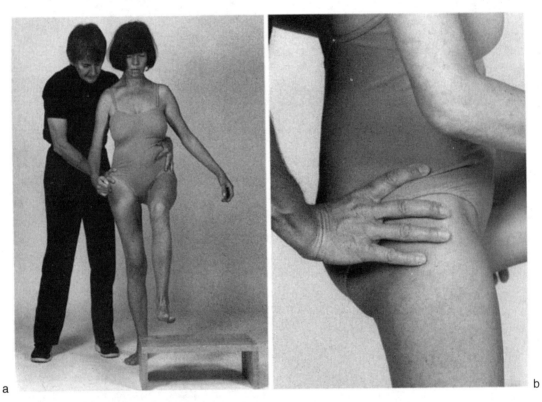

图 8-16 a，b 健侧腿放在低台阶上时，促使髋伸展（右侧偏瘫）。a 膝向前超过足。b 治疗师帮助髋伸展并外旋。

一旦患者能够反复正确地进行该活动，其前面台阶的高度就要随着增加（图 8-17 a，b）。健侧足踏台阶需要越来越多的髋关节选择性活动并结合下部腹肌的活动。下部躯干屈曲时，患者可能难以稳定上部躯干（图 8-18 a）。如果他已学会了在没有帮助下就能控制髋部，那么治疗师可以扶其胸部，一只手放在背后适当高度，另一只手则放在前面的下季肋部（图 8-18 b）。

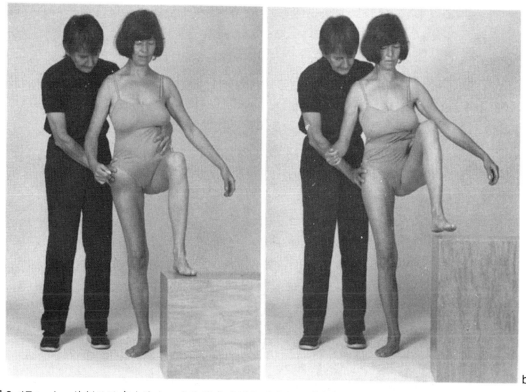

图 8-17 a，b 健侧足踏在台阶上。台阶的高度增加（右侧偏瘫）。

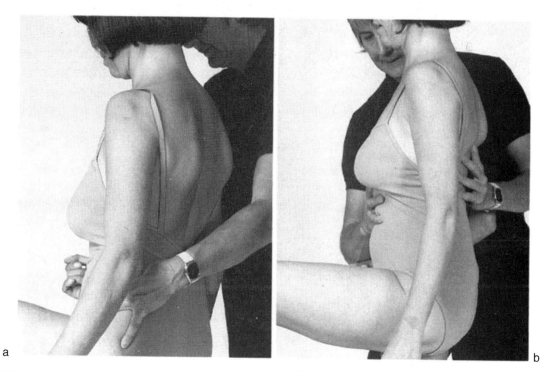

图 8-18 a，b 健侧腿抬起来，帮助胸椎伸展（右侧偏瘫）。a 上部躯干稳定有困难。b 治疗师支撑胸部。

注意：切莫以患侧膝过伸的状态练习持重。原因在于：首先，他是在练习非正确的运动，这在以后矫正起来会很困难；其次，如果利用全伸共同运动，会增加踝跖屈肌的痉挛。

如果患者因感觉障碍、肌张力低或屈肌痉挛，不能使下肢伸展，可以用夹板保持膝关节伸展，然后再练习此活动，以后当他感觉到运动、肌张力已增加或屈肌痉挛已通过持重降低时，可在不使用夹板的情况下重复运动（图 8-19 a，b）。

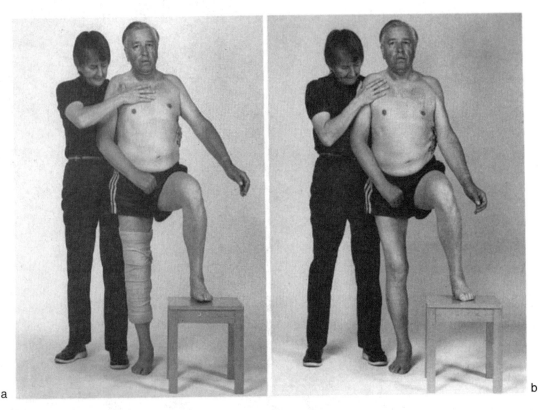

a　　　　　　　　　　　　　　　　　　　　　　　　　　　　b

图 8-19 a，b　学习患侧腿主动伸展（右侧偏瘫）。a 伸膝，夹板可以使患者体验患侧腿持重。b 使用夹板后立即就能保持患侧膝主动伸展。

为了使患者能够体验持重时的膝部运动，治疗师可以给予他全部的支撑，并指导其将腿放在正确的位置。她站在患者旁边，把一条腿放在患者膝后，另一条腿放在膝前，然后向自己身前拉患者，用一只手帮助患者抬起健侧腿（图 8-20）。治疗师通过交替的内收、外展自己的下肢，使患侧膝屈曲和伸展（图 8-21 a，b）。她的双手交叉揽着患者的腰，保持患者支撑腿持重，并确保患侧被拉长。患者不应在这样的帮助下练习健侧腿踏台阶或进行其他活动，因为那样患侧腿感知不到活动。在他感觉到正确的运动时，让他主动地辅助自己的患侧膝屈、伸，而治疗师则减少自己用腿给予的支持程度。当患者在无须帮助即可伸膝时，台阶再次被放置在他的前方，在他主动地控制患侧腿的同时，将健侧足踏到台阶上。

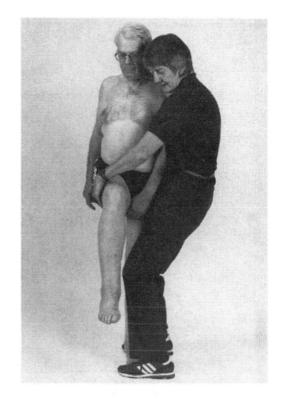

图 8-20 患侧腿持重时，体验膝关节运动。治疗师用自己的双膝支持患侧膝，帮助患者将健侧腿抬离地面（左侧偏瘫）。

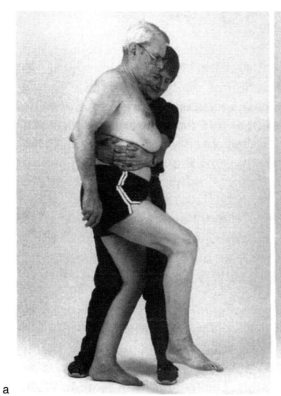

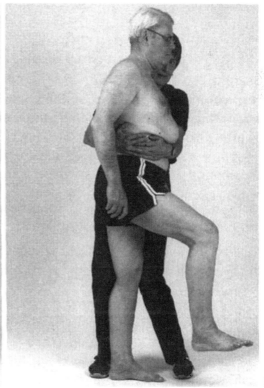

a

b

图 8-21 a，b 患侧腿持重，促进患侧膝伸肌活动。治疗师将患者的重心拉向自己，通过自己双腿的内收外展缓慢屈伸患侧膝（左侧偏瘫）。

（六）患侧腿持重，健侧腿外展

治疗师站在患者旁边给予一定支持，患者将健侧足放在前面高台阶上。他把足抬起来，先放到台阶的边上，然后再移到中间，像以前的活动一样，每次患者都应将足平放在台阶上，不应只用拇趾去接触（图8-22）。治疗师可以用自己髋部的前面支住患者患侧髋的后面，帮助其髋向前伸展，而她的一只手则维持患侧肩的正确位置。

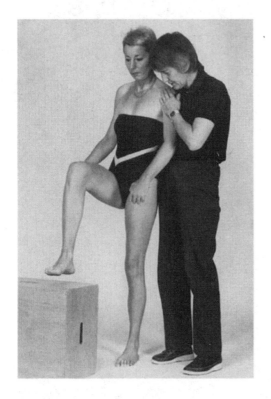

图8-22　患侧腿持重，健侧足先放在台阶一侧，然后再放到另一侧（左侧偏瘫）。

在患者健侧每隔一定距离放一台阶，治疗师用一只手帮助患侧髋伸展，而患者则向侧方抬起健侧腿放在台阶上。治疗师的另一只手置于健侧，保持患者的位置与重心充分移向患侧腿（图8-23 a）。如果患者将其健侧足放在台阶上，足趾朝前而不是侧向的话，则需要在支撑腿的髋部增加选择性的伸肌活动。

在保持躯干及患侧腿位置的同时，患者从台阶上抬起健侧足，并保持在台阶上方悬空（图8-23 b）。然后他将足放在台阶上，如此重复运动几次后，再把足放回到地上。

当患者无须帮助，而且在外展健侧腿的同时能够维持患侧髋关节伸展的时侯，治疗师可以抑制患侧上肢屈曲联合反应。她用自己的胸部支撑患侧上肢于伸展、外展位。治疗师用一只手握住患侧手及手指，并使它们处于背伸位，用另一只手扶着他的健侧腰部，将其重心转移到患侧腿上（图8-24）。

随着控制力的改善，患者在进行健侧足上、下侧方台阶活动时，治疗师可将扶腰的手移到患侧肩下，支撑患侧上肢处于外展、外旋位（图8-25）。

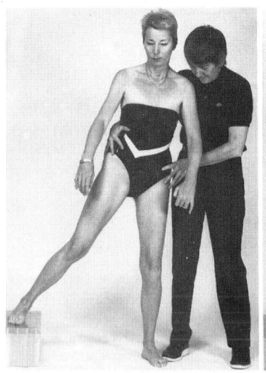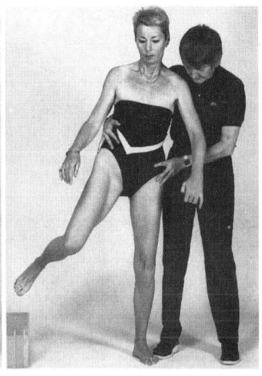

图 8-23 a，b　患侧腿持重，健侧腿外展（左侧偏瘫）。a 患者将健侧足放在侧面的台阶上，而且足趾朝前。b 治疗师帮助髋伸展。

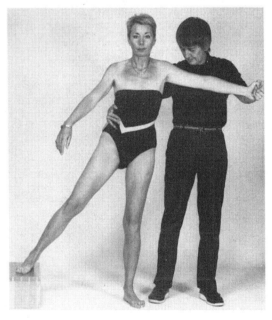

图 8-24　患侧腿持重，髋外展。治疗师用胸部支撑患侧上肢，并将重心移向患侧（左侧偏瘫）。

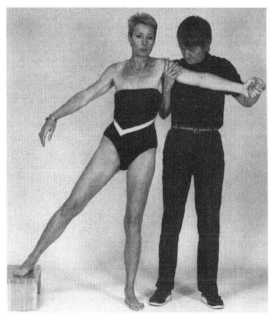

图 8-25　健侧足放在侧面的台阶上，并努力在无帮助的情况下控制持重的髋关节，治疗师抑制患侧上肢的屈肌痉挛。

（七）伸髋并外展外旋

患者背靠墙站立，双膝屈曲伴髋关节外展、外旋。屈膝时，患者的后背沿墙向下滑动。

治疗师坐在患者前面的凳子上，用双膝和双手向外侧按压患者的双膝，使他的髋外展、外旋。患者常常会难以保持背部平靠在墙上，而且髋伸肌活动时缺乏外展，会导致双足外翻（图 8-26）。

治疗师指导患者收腹，并且用力压他的双膝使之更加分开（8-27）。

患者整个后背及头保持靠墙，尽量屈膝然后再伸展。在重复这项运动的时侯，每次都要尽量更向下一些（图 8-28 a，b）。治疗师用力向外推患者的双膝，使之与双足的长轴成一条线。

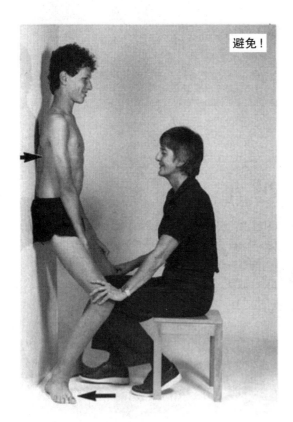

图 8-26　重新获得髋关节主动地伸展伴外展、外旋。患者的背必须紧贴墙壁，双膝与双足垂直对齐（右侧偏瘫）。

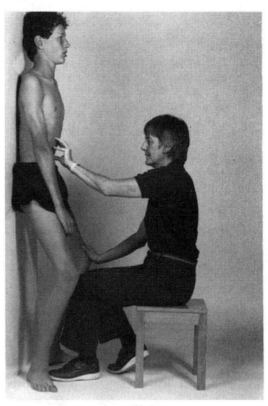

图 8-27　纠正起始位置，治疗师让患者收腹，并用力将双膝分开（右侧偏瘫）。

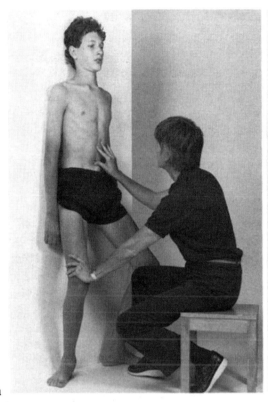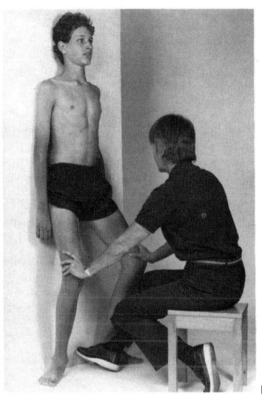

a

b

图 8-28 a，b 髋外展、外旋时，沿墙向下滑动（右侧偏瘫）。a 在患者双膝慢慢地屈伸时，治疗师刺激腹肌活动。b 她用力将患者的双膝分开，使其位于双足上方。

（八）踝关节的主动跖屈伴屈膝

首先，在坐位或站立位时练习患侧足跖屈（图 8-29，图 8-30 a，b），由治疗师指导进行正确运动。然后患者面对墙壁而立，用健侧手轻微支撑。患者在屈膝同时，足跟抬起离地。屈膝与足跖屈的程度要完全一致，这使患者的头能保持在同样的高度。

最初，患者在屈膝时难以保持躯干的伸展。患侧足在主动跖屈时也倾向于内翻，足趾是屈曲而不是伸展（图 8-31 a）。治疗师跪在患者旁边，用一只手扶住其胸椎，帮助他保持伸展，同时，指导患者收腹，用另一只手帮助患者足趾伸展（图 8-31 b）。

患者自己稳定躯干，治疗师促进患侧足的正确运动，即足趾伸展，足不能内翻（图 8-32 a）。当足跟离地时，二者保持相对，而且双膝与双足对齐，不应向内偏移。

当在治疗师很少的帮助下，患者即可准确完成活动时，患者可从墙壁上移开手，在提起和落下足跟时，试着主动保持自己的平衡（图 8-32 b）。

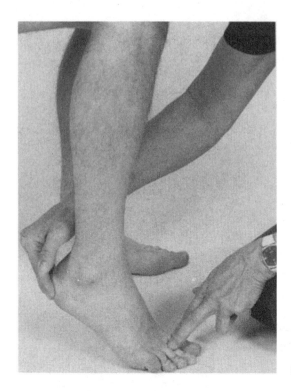

图8-29　促进患侧足主动跖屈，不伴有足趾屈曲（右侧偏瘫）。

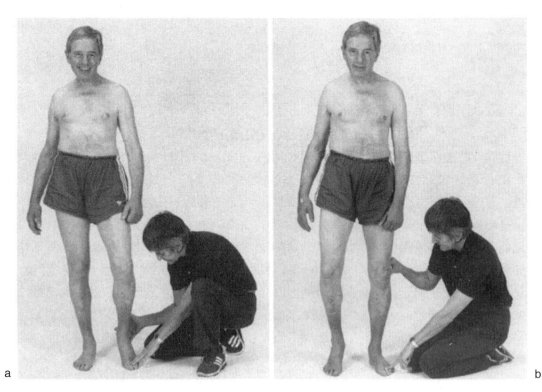

a

b

图8-30 a，b　学习选择性的足跖屈（左侧偏瘫）。a治疗师促进正确的运动。b患者用健侧足重复该运动。

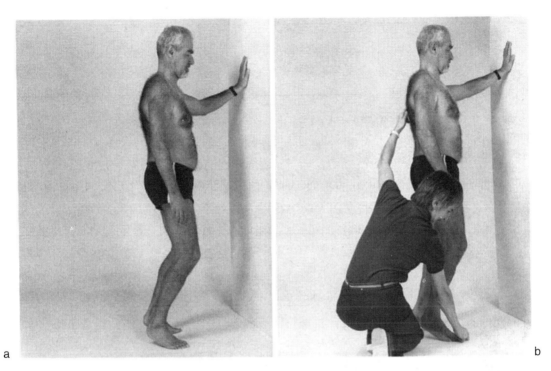

图8-31 a，b　扶着墙壁抬足跟（右侧偏瘫）。a患者难以保持躯干伸展，且难以防止患侧足内翻及足趾屈曲。b治疗师纠正躯干及足的位置。

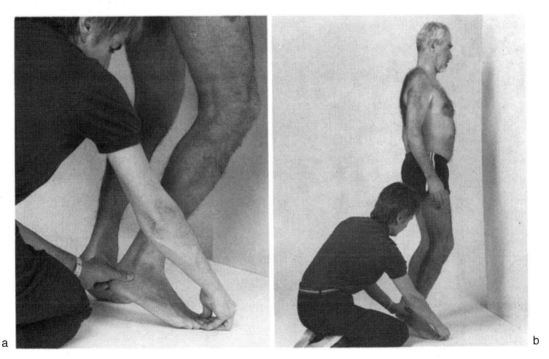

图8-32 a，b　持重时促进选择性的足跖屈（右侧偏瘫）。a治疗师抑制足趾屈曲并纠正踝关节的位置。b患者在不扶墙的情况下，主动地保持正确的位置。

（九）主动控制患侧腿抵抗重力

患者站立在治疗床前面，治疗师跪在患者前方，把患侧腿抬至屈曲位。患者不能倚靠治疗床做支撑，在治疗师指导其腿向下放到地板上时，他主动地控制腿的活动。患者最终必须能够自己把足轻轻放在地上，既不持重，也不能出现任何不必要的活动。患者只有能够用这种方法控制下肢，他才有可能在步行时向前摆动他的腿。

起初，患者靠着后边的治疗床，以便在治疗师将他的腿抬高到膝髋屈曲约90°时，保持自己的平衡。治疗师坐在患者前面的凳子上，将患侧腿屈曲，然后慢慢地将他的足放到地上，在此过程中让患者自己承担患侧腿的重量，不伴有患侧腿失控而足向下蹬（图8-33 a，b）。大多数患者在躯干伸展时都难以将重心充分转移到健侧腿上。

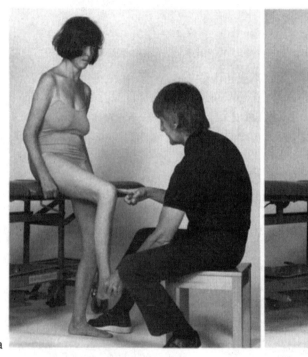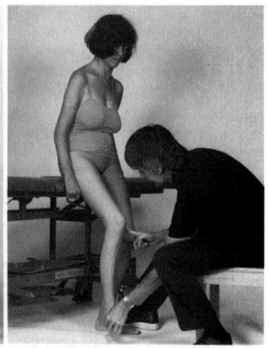

图 8-33 a，b 学习患侧腿主动抗重力（右侧偏瘫）。a 首先患者靠在治疗床上。b 治疗师慢慢将患侧足向下放到地上。

在臀部靠治疗床支撑的情况下，当患者能够控制下肢整个活动时，患者站直，并把重心转移到健侧腿上。开始时，治疗师坐在凳子上，以便能够用她的一条腿放在患者的健侧腿侧面，给他支持和安全感。在治疗师矫正他的躯干姿势时，患者用自己的腿紧靠在治疗师的腿上（图 8-34）。

患者的健侧腿靠着治疗师的腿，在治疗师将患侧腿抬起来并将患侧足放在她另一条腿上时，患者协助活动。治疗师矫正患者的位置，尤其注意矫正患侧骨盆过于上提，直到他能够保持躯干直立，无须过度活动，在支持下稳定地站立（图 8-35）。

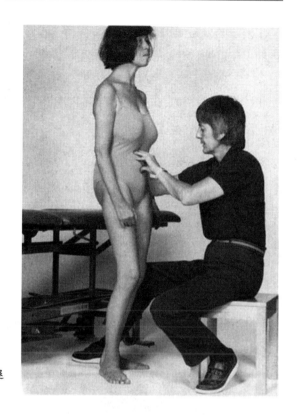

图 8-34 不用治疗床做支撑，将重心转到健侧腿上，患侧腿放松（右侧偏瘫）。

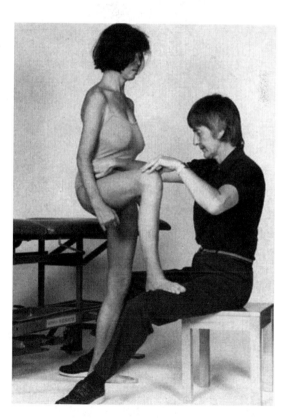

图 8-35 健侧腿站立，患侧腿支在治疗师的膝上（右侧偏瘫）。

　　治疗师握着患者的足趾于背伸位，在把他的足向前放到地上时，让他主动地负担腿的重量。在足快接近地面时，他要努力不让足蹬地。如果患者在通过屈肌离心活动控制腿时，骨盆上提的话，治疗师就把空闲的手置于其同侧的髂嵴上方，指导他使骨盆保持在中立位上（图 8–36 a，b）。在其控制改善时，治疗师跪下指导他向下将足放到地板上（图 8–37）。

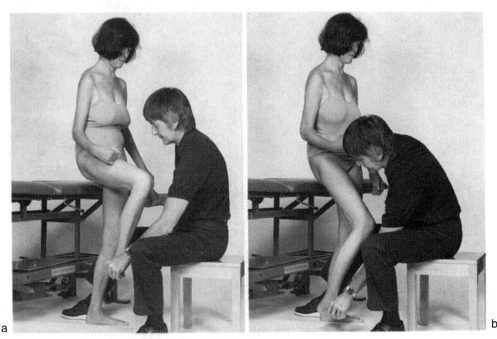

图 8–36 a，b　主动控制患侧腿抗重力（右侧偏瘫）。a 治疗师握着患者的足趾于背屈位，让她自行保持下肢的位置。b 尽管是在做腿的屈曲活动，但骨盆不能上提。

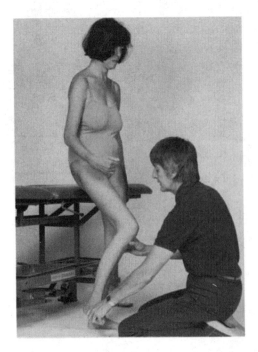

图 8–37　在稍加帮助的情况下主动控制患侧腿，直到能够将足轻轻放在地上。

（十）伸髋时患侧腿的主动控制

行走时，当患侧髋伸展，患侧腿位于身后时，患者亦需要控制患侧腿，因为这是摆动相的开始。而向后倒行则需要具备在主动伸髋的同时能够屈膝的能力。

治疗师站在患者身后，从地板上抬起患侧腿。在完成这个活动时，为了保持维持平衡的信心，她应将自己的另一只手围绕在患者健侧，并且要在他的前面支撑其躯干（图8-38）。

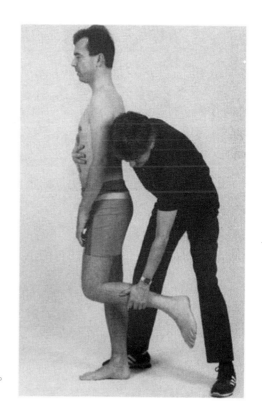

图8-38 向后抬患侧腿，同时扶持患者（向后屈曲）。治疗师将一只手放在其前胸上（左侧偏瘫）。

当治疗师调整患者骨盆至水平位时，她将患者的小腿置于自己的双腿之间，并保持在那里（图8-39 a）。她不断减少自己给予的支持，直到只需扶持其肩或骨盆两侧为止（图8-39 b）。

一旦患者能够在该体位下保持平衡，治疗师用手将患侧足慢慢放下，同时让患者主动控制该运动。治疗师让他把足放在身后的地板上，放松并保持在那里，同时保持自己的平衡（图8-40）。

躯干侧屈肌需要用力收缩才能从上方维持骨盆的水平，否则就需要下肢从其下方给予主动的支撑。

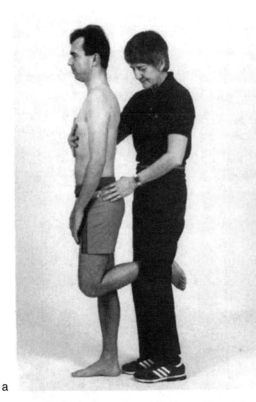
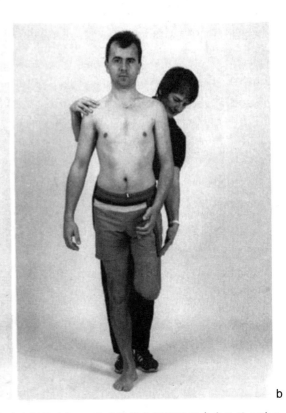

a　　　　　　　　　　　　　　　　　　　　　　　　b

图 8-39 a，b　健侧腿单独站立时，保持髋的水平（左侧偏瘫）。a 治疗师将患侧腿固定在自己的双膝之间。b 患者将腿放松，并要防止髋外展。

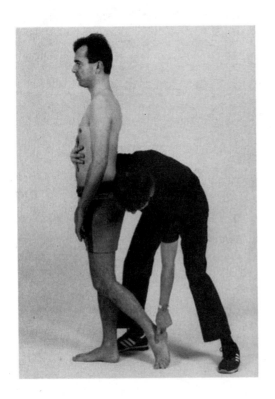

图 8-40　慢慢向下将患侧足放在身后的地面上（左侧偏瘫）。

（十一）站立位的上肢主动活动

在站立位使用上肢的那些活动，也将刺激躯干肌的活动，并可帮助患者无恐惧地习惯于直立的位置。患者会很喜爱这类活动。

1. 双手握体操棒

患者双手握一根体操棒举至前方，治疗师快速地叩击体操棒，并让患者保持住平衡（图 8-41）。通过治疗师快速地叩击体操棒，患者的腹肌被激活。治疗师可从一侧到另一侧变换位置来刺激想要刺激的肌肉。

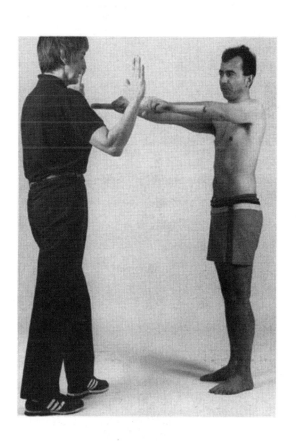

图 8-41 快速叩击体操棒刺激腹肌活动（左侧偏瘫）。

2. 用棒击球

患者双膝微微弯曲，请另一个人（治疗师及患者以外的人）向其投掷硬球，患者双手水平握棒击打该球。治疗师站在患者的患侧，保持患者双腿均匀持重，并帮助患侧手紧握体操棒。

患者保持双臂伸展，向掷球的方向将球击回（图 8-42）。躯干保持伸展。

　　患者双肘屈曲握住体操棒，通过伸肘将球击回。腹肌活动被激活，以稳定躯干（图 8-43）。

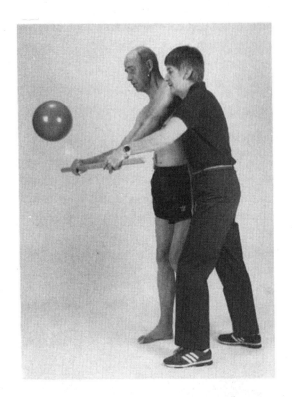

图 8-42　用双手平握体操棒击球（左侧偏瘫）。

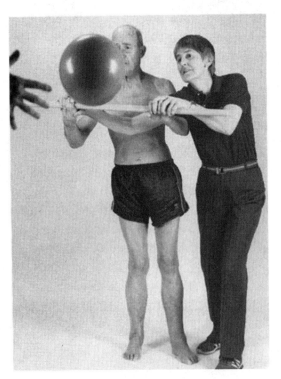

图 8-43　双肘屈曲握体操棒，然后将球击开（左侧偏瘫）。

3. 用患侧手击打气球

治疗师站在患者旁边，双手分别扶住他两侧肩膀。治疗师将患者的患侧身体充分向后旋转，当第三人向他投掷气球时，治疗师帮助他摆动上肢，使这一侧躯干向前，以便他的手能击中气球。告诉患者不要试图主动地抬手，而是让手向前摆动，就像一只网球拍一样。通过这样做，上肢用正常的方式向前摆动，而不是完全屈曲的共同运动（图8-44 a，b）。

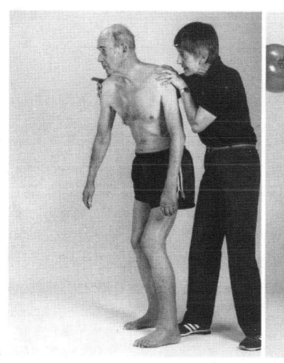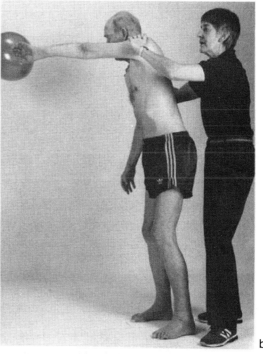

a   b

图8-44 a，b　用患侧手击打气球（左侧偏瘫）。a 治疗师将患侧身体充分后旋。b 患者向前摆动患侧上肢，而不是将其抬起来。

三、结论

正确、有信心的站立，可以自动改善行走能力。大多数患者不但向患侧转换重心困难，向侧健转移也困难。单腿站立需要相当强的躯干肌活动，因为腿抬离地面的那侧骨盆是靠其上方的肌肉悬吊的。认真练习行走所包含的各个成分，要比练习行走本身更能改善步态模式。

第 *9* 章
用球活动

精心挑选的体操球活动可以作为治疗程序的一部分。每个人都熟悉球的形状和活动，球是我们从童年开始就熟悉的物体。在运动模式的发育过程中，我们都有过坐在球上、躺在球上、投球、接球、拍球、踢球的经历。因此，这种经历可以说是在运动学习过程中不可缺少的成分。即使在那些接触不到球的地方，孩子们也有用圆形物体进行活动的类似经历，如树干、鹅卵石、兽皮球等。用球活动有益于治疗有几个原因。

各年龄段的患者都喜爱这种活动，此活动把乏味的常规治疗变成了丰富多彩的活动。患者期望能每天一次，甚至两次利用球练习一系列的站立、行走或控制上肢的活动。由于康复具有长期性的特点，这些活动将要反复练习，球提供的多样性活动将得到治疗师以及患者更多的喜爱。

用球活动给患者提供来自周围环境的信息，帮助患者进行正确的活动。

—患者能获得一个他自己能看得到的新技能，而不需要由治疗师告诉他运动"有进步"。这种成功的体验对他有积极的意义。

—球的运动方式或球静止不动，使治疗师更容易观察是否有代偿性活动。

—球支撑身体的某一部分的重量，不需太多的努力即可使期望收缩的肌肉被激活，即使患者不能独立活动时也是如此。

—当患者的功能水平较高时，用球活动可以刺激细微和高度协调的肌肉活动。

在许多不同的治疗理论中都提倡使用体操球进行活动。本章所选用的是已经被证实的，特别适用于偏瘫患者的活动。

用球活动以三种不同方式激活肌肉活动：
1. 患者使球向特定的方向移动。
2. 患者保持一定的体位并阻止球的移动。
3. 球移动或被移动，患者做出相应的反应。

用球引起的肌肉活动仍符合第 2 章所述桥式运动和悬臂式活动的原理。"悬臂"是身体悬空的部分，而与其连接的身体部分由球支撑；这里的"桥"是在球和支撑面两者之间得到支持的身体的一部分或大部分（Klein-Vogelbach 1990）。当患者躺或坐在球上活动，球支撑他的全部体重时，球的大小是非常关键的。当患者坐在球上时，髋关节与地面的垂直距离至少应该与膝关节与地面的垂直距离是一致的，或略高一点，球应打足气，当患者的体重压在上面时，其外形仅被适度压扁，而不影响自由滚动。

一、仰卧位用球活动

患者仰卧，双足支撑在球上，抬起臀部离开支撑面，并保持球不产生任何活动。

在患者还不能躺到地上时，活动可在治疗床上进行。球精确地放在患者身体长轴线上，治疗师帮他把双足放到球上。开始时球离患者的膝部近一些，活动会比较容易。

当患者双膝伸直向下压球并抬高臀部时，上肢保持在身体两侧。患者保持双膝伸展位，并尽量保持球完全静止（图9-1）。如果球有移动，治疗师通过恰当地引导患者的下肢给予帮助，使他能感觉这个纠正过程。治疗师不应该先固定住球，那样患者意识不到他是被帮助的。同样的活动也可在地板上的胶垫上进行（图9-2）。随着控制能力的改善，可把球逐渐向远离膝部的位置放置，直至球只支撑双足跟。躯干侧屈肌主动活动可防止球向两侧移动。

要求患者抬起健侧上肢至肩屈曲90°，当患者不用上肢抵抗支撑面来稳定球时，躯干肌的活动就进一步增加了（图9-3a，b）。

如果患侧手臂有足够的活动能力，也应抬高，保持与健侧上肢相同的体位。如果患侧上肢仍瘫痪，治疗师帮助其伸展上举，然后再回到原位，让患者放松该上肢，对任何方向的运动不给予阻力（图9-4）。

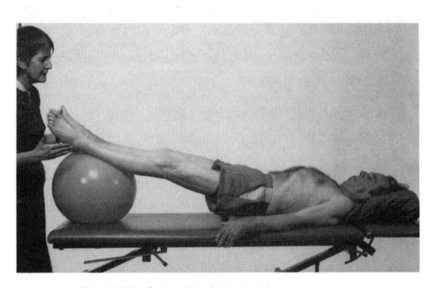

图9-1 双膝伸展使臀抬高离开床面（左侧偏瘫）。

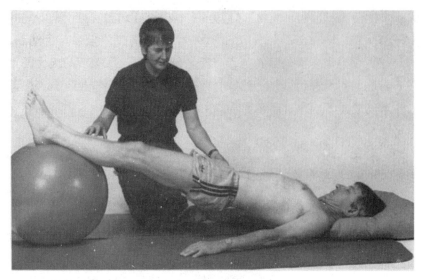

图9-2　臀抬高离开垫子，球保持不动（右侧偏瘫）。

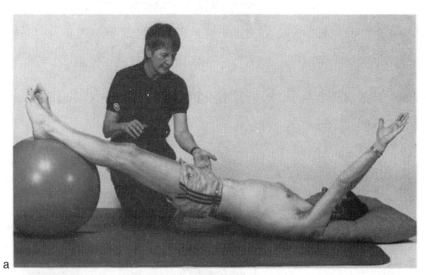

a

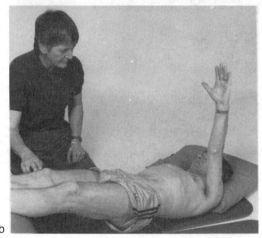

b

图9-3 a，b　抬起健侧手臂时，用躯干活动防止球的移动。骨盆保持水平（右侧偏瘫）。

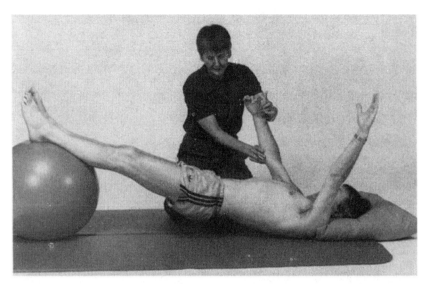

图9-4 在患侧上肢无阻力地被动活动时，保持球的位置（右侧偏瘫）。

当患者的躯干已经获得充分的控制能力时，即不用上肢帮助就能保持球静止，可让他双下肢向一侧旋转，直至位于下方的腿的侧面与球接触。位于下方的腿支撑位于上方的腿，尽量保持骨盆不向支撑面塌陷（图9-5）。

患者学习向两侧进行此活动，并保持骨盆与身体于一条直线上。治疗师移开双手，患者保持球静止，双上肢于身体两侧放平（图9-6）。

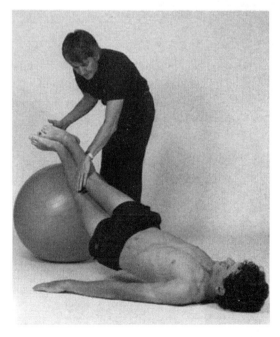

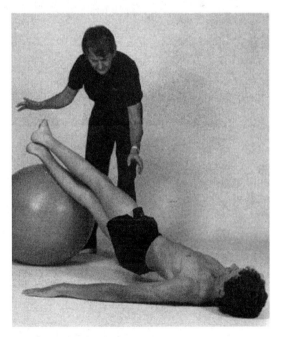

图9-5 双下肢向健侧转，臀部保持离开支撑面（右侧偏瘫）。

图9-6 保持球静止，双下肢向患侧转（右侧偏瘫）。

（一）用双腿把球抬离床面

患者仰卧，双下肢放在球上，把球拉向自己，用足跟抵住球并把球夹起来。髋和膝主动屈曲，并把臀部抬离床面。脊柱平放在床上。

此活动可先在治疗床上进行，治疗师帮助患者把球夹好并帮助患者把患侧手臂放在体侧（图 9-7）。

患者通过下部腹肌收缩，在臀部抬离床面时，学习保持双膝分开并在同一水平（图 9-8）。尽管下部躯干屈曲，仍应保持肩和背部平放在支撑面上。

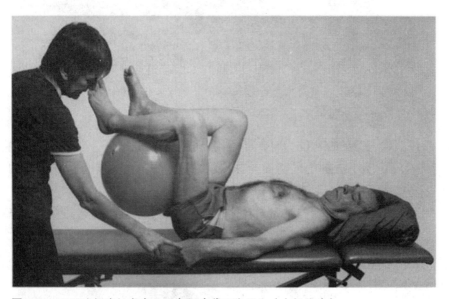

图 9-7　双下肢把球抬离床面而患侧手臂不能屈曲（左侧偏瘫）。

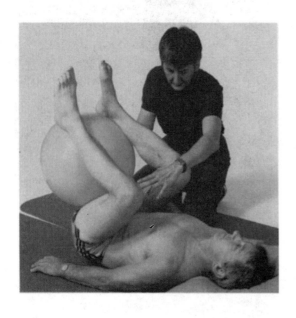

图 9-8　当球被抬起时，双膝保持分开，两侧一致（左侧偏瘫）。

当患者以正确的姿势把球夹起来时，使球先向一侧再向另一侧晃动，并同时保持背部躺平。患者用躯干侧屈肌的选择性收缩来活动球。整个活动过程中双髋、双膝要保持一致（图 9-9 a，b）。

把球抬离床面所需的屈肌活动可与抬高臀部时的伸肌活动交替进行，如前所述（图 9-3）。

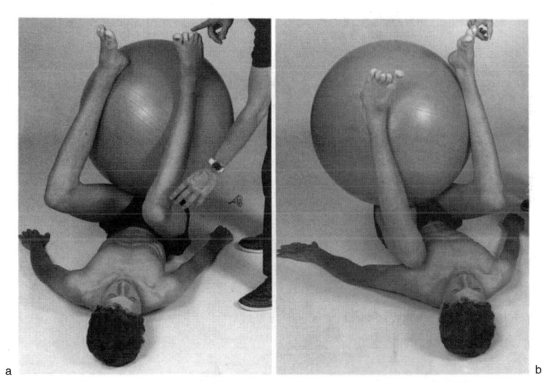

图 9-9 a，b 用腰椎选择性侧屈，把抬起的球向两侧晃动（右侧偏瘫）。a 向患侧。b 向健侧。

（二）用球支撑一侧下肢，练习另一侧下肢的内收、外展

患者仰卧位，一侧下肢放在球上，另一侧下肢抬高至髋屈曲至少 90°，髋关节有节律地内收、外展，使腿从一侧向另一侧移动。球以及被支撑的下肢反应性地做相反方向的活动。

患者的躯干及头部均有支撑。上肢在外展位并与支撑面接触，掌心向下。治疗师帮他把患侧腿以一个放松的位置放在球上，然后患者把健侧腿抬起来，保持髋屈曲大于 90°，健侧腿内收，允许患侧腿与球一起在相反方向上活动（图 9-10 a）。

治疗师的双手分别扶住患者的一侧下肢，帮助患者健侧腿外展时患侧腿同时外展（图 9-10 b）。

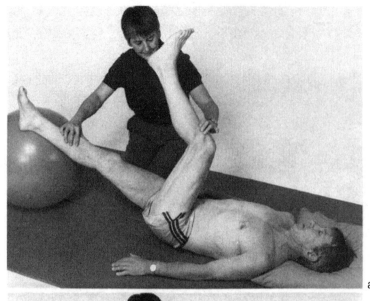

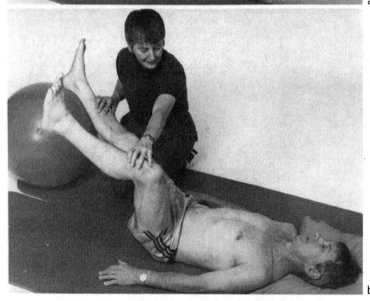

图 9-10 a，b 球支撑患侧腿，健侧腿有节律地内收、外展（右侧偏瘫）。

患者有节律地、轻松地重复进行内收、外展。治疗师的帮助逐渐减少，直至患者独立完成（图 9-11）。

此活动也可在治疗床上进行（图 9-12 a，b）。

当能够比较容易地进行此活动时，患者可把健侧手臂抬高至肩屈曲 90°。如果患侧手臂存在主动活动，可双手水平地握住一根体操棒（图 9-13）。没有健侧手臂向下压支撑面的帮助，躯干的稳定更具主动性。下肢活动时，能控制患侧手臂者可保持患侧手臂垂直位，并使其与健侧手臂平行。最初举起上肢会有难度（图 9-14 a）。治疗师可帮其保持正确的上肢位置，然后再逐渐减少帮助（图 9-14 b）。

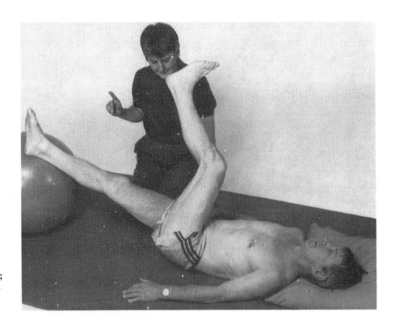

图 9-11 健侧髋关节屈曲 90°时，做内收、外展的活动；患侧腿做相应的反向活动（右侧偏瘫）。

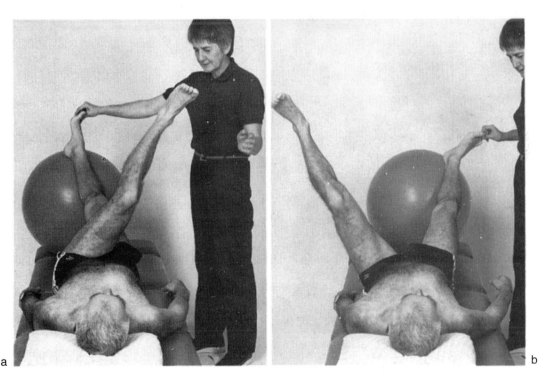

图 9-12 a，b 治疗床上卧位，上部躯干固定，健侧腿内收、外展（右侧偏瘫）。

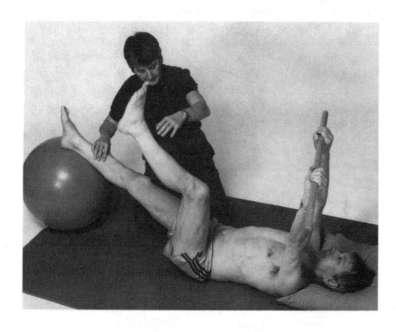

图 9-13　健侧腿活动时，双手水平握体操棒（右侧偏瘫）。

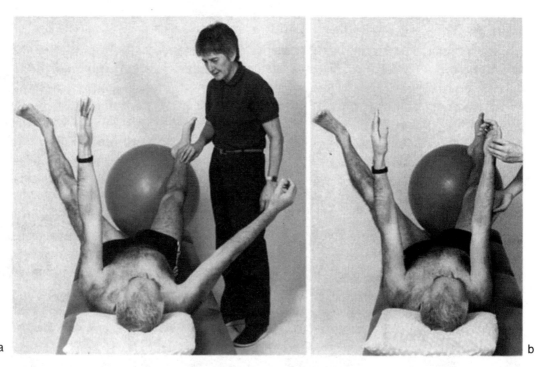

图 9-14 a，b　下肢内收、外展时，双上肢垂直并相互平行（右侧偏瘫）。a 患者很难保持患侧手臂的体位。b 治疗师矫正患侧手臂的体位。

同样的活动可以把健侧腿放在球上，患侧腿做内收、外展活动，但患者控制此活动会有更大难度（图 9-15）。

　　患者可先放慢运动速度，并把健侧手臂放在体侧。必要时，治疗师可帮助患者双下肢的活动（图 9-16 a，b ）。

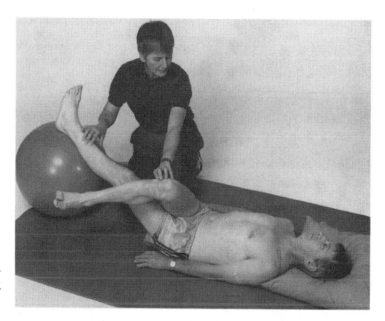

图 9-15　健侧腿放在球上，患侧腿内收、外展。治疗师帮助做有节律的活动（右侧偏瘫）。

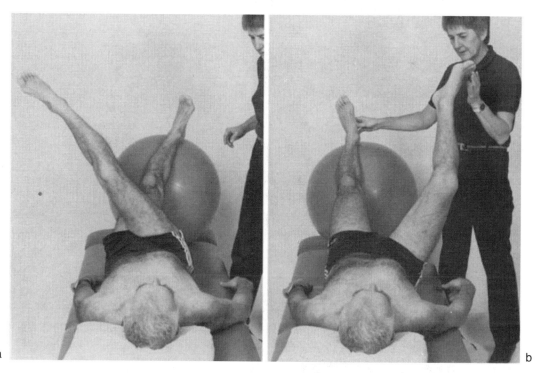

图 9-16 a，b　患侧腿有节律地内收、外展，健侧做相反方向的活动（右侧偏瘫）。

二、俯卧位用球活动

（一）双上肢支撑、俯卧于球上

患者先跪位，然后趴在面前的球上。治疗师帮助把患侧手在支撑面上放平。当重心前移时，帮助其保持肘伸展（图9-17 a）。

患者身体继续前移，直至双足离开地面。保持双下肢伸展内收，身体成一直线，无腹部塌陷（图9-17 b）。

当患者的双手向前移动，球在远端的膝下支撑体重时，需要更多的腹肌控制（图9-17 c）。尽管需要相当大的腹肌活动，患者也应努力保持胸椎伸展。

治疗师引导患侧手活动，让患者回到跪位，球位于面前。

随着能力的改善，患者在越来越少的帮助下进行此活动，直至自己能向前移并保持此姿势，双上肢支撑，仅膝部与球接触。（图9-18）

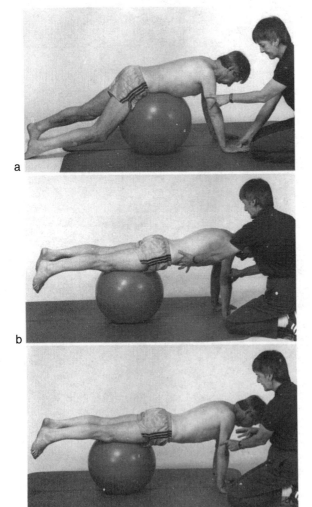

图9-17 a~c　俯卧于球上，双上肢支撑体重（右侧偏瘫）。a 从跪位趴在球上，治疗师帮助患侧手放平。b 患者重心前移，使躯干伸展。c 患者双下肢保持伸展内收位使球静止。

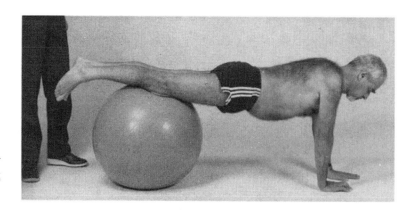

图 9-18　双手离球越远，需要的腹肌活动越强（右侧偏瘫）。

（二）用球支撑双膝练习下部躯干和髋关节屈曲

当患者能够在无治疗师帮助的情况下，保持俯卧在球上的姿势，并且肘关节伸直稳定地持重时，可以屈曲双腿，用膝把球拉向手臂的方向。

治疗师一手放在患者的下腹部协助腰椎屈曲，另一手帮助患侧腿屈曲。站在患者侧面能帮助患者保持平衡（图 9-19 a，b）。

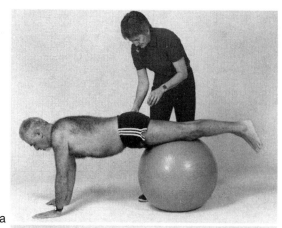

a

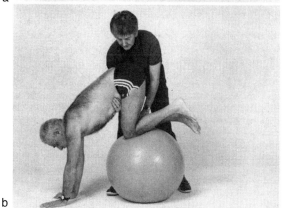

b

图 9-19 a，b　用球支撑双膝、下部躯干屈曲。治疗师帮助腰椎屈曲和患侧腿屈曲（右侧偏瘫）。

一旦患者髋、膝屈曲时，治疗师双手移至患者骨盆两侧，随着治疗师减少帮助，让患者尽量自己保持平衡（图9-20 a）。

患者把球向远离上肢的方向移回至起始位。球移动得越慢，需要的腹肌活动越强（图9-20 b），还可以在某一点把球停住使球静止不动。运动过程不仅需要大量的下躯干肌活动，还需要躯干侧屈肌的协调性和稳定性，以防止球向两侧移动并保持平衡。

此活动还可刺激胸壁上稳定肩胛骨的肌肉活动，以及肩关节所有肌肉的活动（图9-21 a，b；图9-22）。

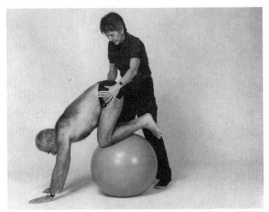

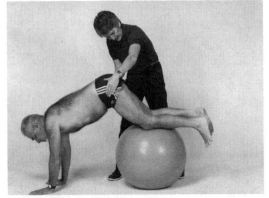

图9-20 a，b 稍加帮助保持平衡，然后再把球缓慢移回起始位（右侧偏瘫）。

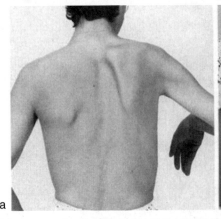
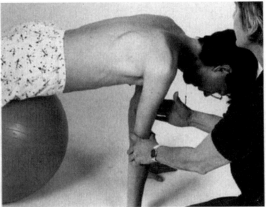

图9-21 a，b 使球静止不动需要躯干侧屈肌和肩周肌肉的协调和稳定（右侧偏瘫）。

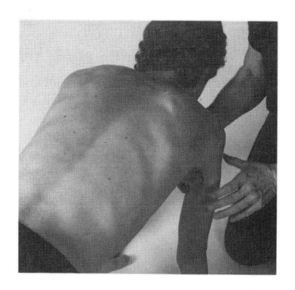

图9-22 刺激胸壁上能够稳定肩胛骨的肌肉活动（与图9-30 a，b比较，右侧偏瘫）。

（三）旋转躯干直到只有一侧大转子支撑在球上

能力较好的患者可在俯卧位旋转躯干，直至只有一侧大转子支撑在球上。

患者向一侧移动球、旋转躯干，同时位于下方的下肢在球上向前移，另一下肢悬空伸展并外展（图9-23 a）。此活动的起始位是球位于患者的股部和髋下面。

治疗师帮助患者伸展并外展位于上方的下肢，同时控制球的运动。

该活动可向两侧进行，治疗师逐渐减少帮助直至患者能够自己保持球的位置（图9-23 b）。

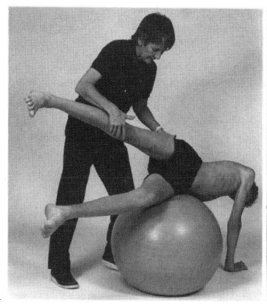
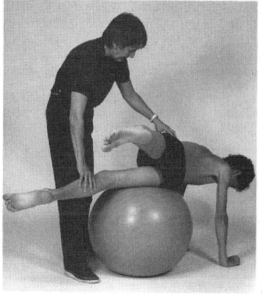

a
b

图9-23 a，b 旋转躯干直至只有一侧大转子支撑在球上，治疗师帮助位于上方的下肢伸展并外展（右侧偏瘫）。

三、坐位用球活动

不管向哪个方向用球活动，正确的起始位都是很重要的。患者应能够在任何时候使球较容易地回到准确的起始位。以正确的姿势稳定地坐在球上，其本身就需要躯干肌持续的和协调的活动。

患者坐在球上，使其臀部正好位于球的中心。躯干直立并与球的直径在一条直线上，双下肢轻微外展，双膝位于双踝的正上方，即膝踝位于一条直线上，膝关节位于足的上方，即他的股部与足平行，髋和膝形成直角。

治疗师站在患者背后，调整其姿势，提供适当的帮助，需要时，用下肢控制球的移动（图9-24）。

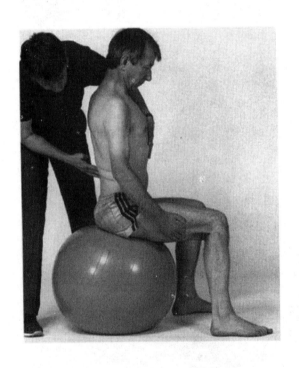

图9-24　腰椎伸展，在球上坐直（右侧偏瘫）。

（一）腰椎的屈曲和伸展

患者在双腿之间把球向前移，同时保持胸椎伸展。

治疗师帮助稳定胸椎，用一只手臂支撑患者的前胸，另一只手从后面使胸椎伸展。她用一腿把球前移至目标位置（图9-25 a）。

患者双髋关节保持同样的外展位，并将球居中前移（图9-25 b）。

当患者需要的支撑减少时，治疗师可以跪在患者面前，双手放在两侧髋部促进患者的运动。她可以通过用肘部抵住患者的股内侧来帮助髋关节外展（图9-26 a）。患者最大限度地交替使球前后移动，以练习腰椎的选择性伸展（图 9-26 b）。

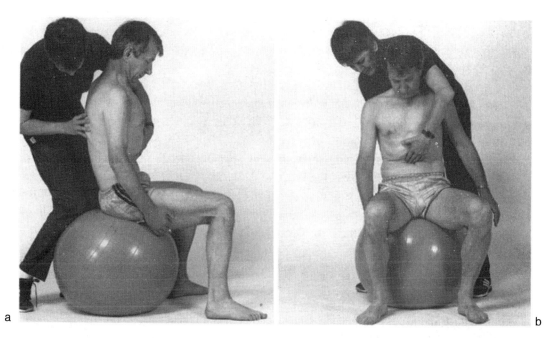

图 9-25 a，b 腰椎屈曲（右侧偏瘫）。a 治疗师帮助稳定胸椎并用自己的膝部把球向前移。b 患者在双腿中间把球向前移动。

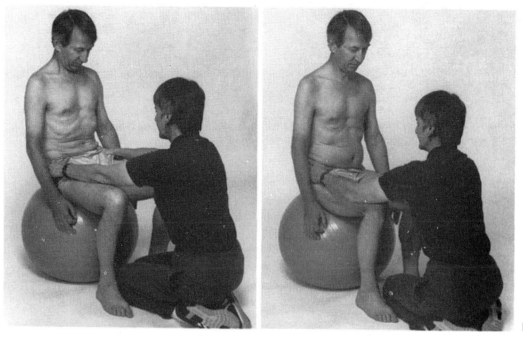

图 9-26 a，b 腰椎的屈曲和伸展，治疗师帮助骨盆的活动（右侧偏瘫）。

（二）腰椎侧屈

对患者来讲，单独的腰椎侧屈是相当困难的活动。

治疗师站在旁边，用手臂稳定患者的胸部并负担躯干的部分重量，用一侧膝部把球向对侧移动，然后患者再把球移回至中间（图9-27）。

治疗师站在患者的另一侧向对侧重复上述活动。治疗师在此位置下可直接观察患者腰椎的活动，并确定活动是否发生在腰部（图9-28）。

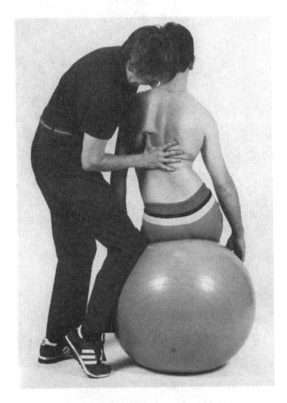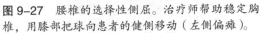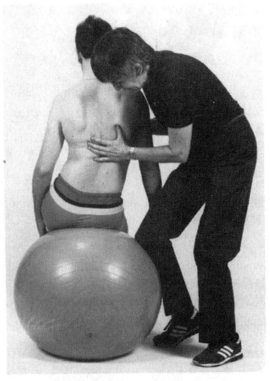

图 9-27　腰椎的选择性侧屈。治疗师帮助稳定胸椎，用膝部把球向患者的健侧移动（左侧偏瘫）。

图 9-28　稳定胸椎，把球向患侧移动（左侧偏瘫）。

患者体会到球的活动时，他的主动参与进一步增加。在他自己能做该活动时，治疗师应减少帮助，只在必要时予以帮助。

最后，治疗师可跪在患者面前，双手放在患者骨盆两侧促进活动（图9-29）。

患者通常过度伸展胸椎，而使肩胛骨和胸壁分离产生翼状肩胛（图9-30a，b）。

患者双臂抱球，并使球抵住自己的胸部，有助于帮助恢复正常的胸椎后凸，并矫正肩胛骨的位置（图9-30c，d）。抱球的双臂勿过度用力，患者可把坐着的球从一侧向另一侧移动，在治疗师的帮助下使此活动只局限在腰椎，而双肩应保持水平（图9-31a，b）。

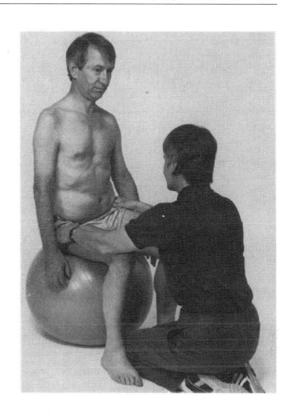

图 9-29　选择性躯干侧屈，从骨盆处给予促进。

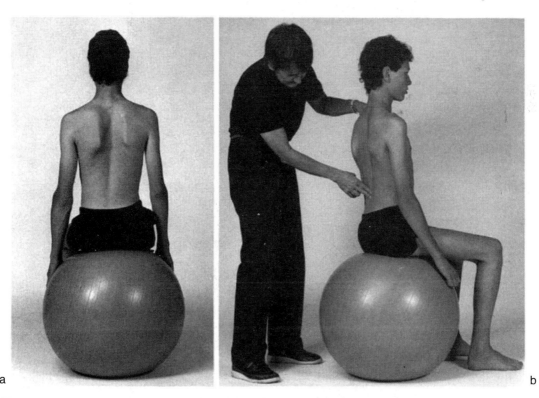

图 9-30 a~d　双上肢抱球矫正胸椎和肩胛骨的姿势（右侧偏瘫）。a 翼状肩胛。b 胸椎过伸。c 肩胛的正确姿势。d 胸椎正常后凸。

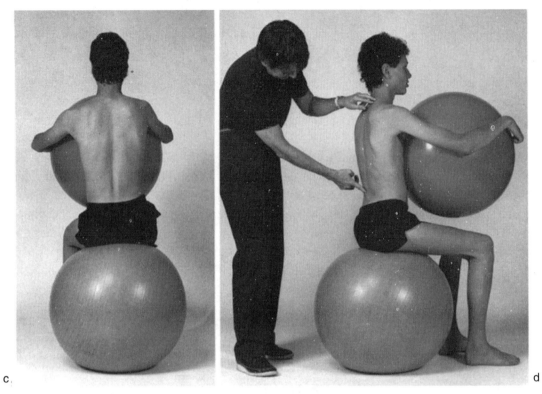

图 9-30 a~d（续）　双上肢抱球矫正胸椎和肩胛骨的姿势（右侧偏瘫）。a 翼状肩胛。b 胸椎过伸。c 肩胛的正确姿势。d 胸椎正常后凸。

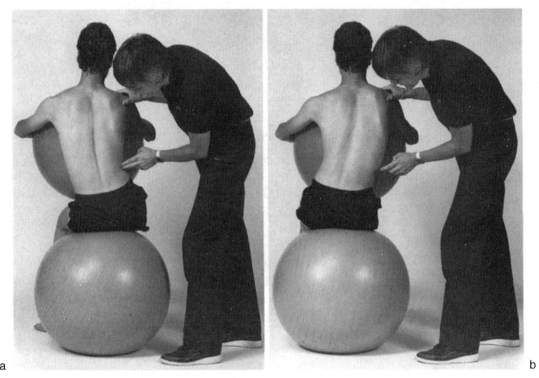

图 9-31 a，b　把球从一侧向另一侧移动，使活动局限在腰椎（右侧偏瘫）。

（三）球上的弹跳

患者稳定躯干于直立位，通过选择性伸双膝，从球上弹起，然后再放松双膝。双足一直保持平放在地面，膝始终位于足的正上方，双膝既不分开也不合拢。随着平衡能力的改善，每颠起三次之后可使臀部离开球，然后再坐到上面，接着继续颠起（图9-32）。

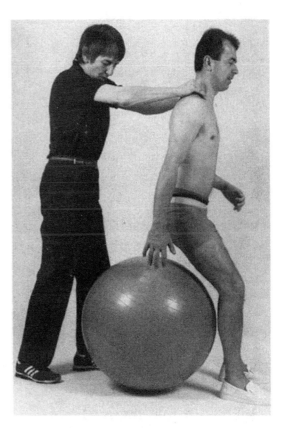

图9-32 双足保持放平，腰椎伸展，在球上颠起（左侧偏瘫）。

（四）双足前行直至肩部支撑在球上

从球上坐位开始，患者双足向前移动，一步接一步有节律地进行，直至球接近肩胛下，足位于膝下。患者尽量保持躯干与股部水平位，不允许臀部向下坐（图9-33 a~c）。

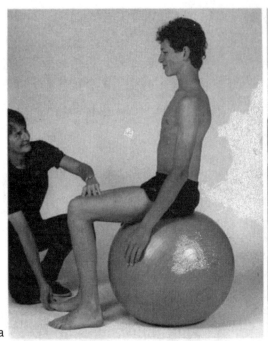
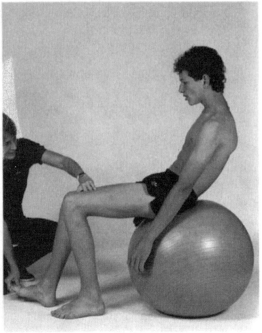
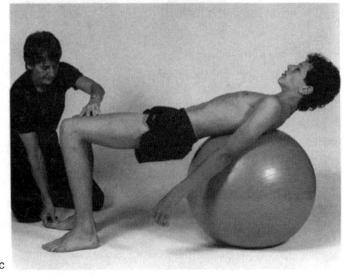

图 9-33 a~c 双足向前移动直至球只支撑肩部（右侧偏瘫）。a 治疗师抑制足内翻和足趾屈曲。b 患者一步接一步地向前移动双足。c 患者保持躯干与股部水平位。

治疗师以跖行位握住患者的足，防止足趾屈曲或足内翻，因为患者有这种倾向。治疗师另一只手从膝部促进患者的活动。患者的双足靠得越近，越难防止球向侧方移动。髋不应外展，股应保持与足平行。

当患者在不用帮助下能保持骨盆的位置，并且患侧足能保持平放时，治疗师站在他的侧面握住他的双上肢使肩屈曲 90°，肘关节伸展，并且双臂互相平行。

患者向一侧旋转躯干，使球向这一侧移动，并使相应的上肢向天花板方向运动。

治疗师通过帮助患者向上伸一侧手臂，并轻轻向下推另一侧手臂促进此运动（图 9-34 a，b）。有节律地两侧交替重复进行该运动。这是一项需要躯干肌和下肢选择性控制的、较难进行的活动，只有能力相当好的患者才能做。

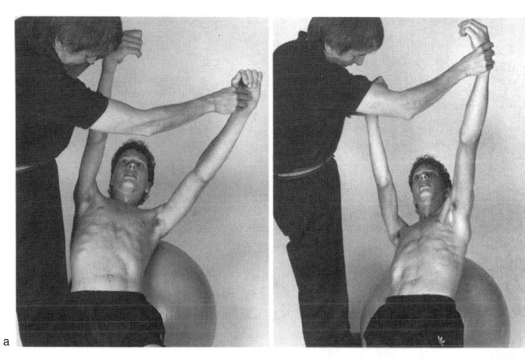

图9-34 a，b　旋转躯干并使球从一侧向另一侧移动，治疗师握住患者的上肢于伸展位并促进此活动的完成（右侧偏瘫）。

四、站立位用球活动

单腿站立，另一侧足放在移动的球上

患者水平握住面前的一根体操棒，双手分开与肩同宽。治疗师的手从上方握住患侧手并保持其腕关节背屈，另一只手轻轻握住患者于体操棒上的健侧手。

患者用患侧腿站立，健侧足踏在面前的一个大球上。做该动作时不要伴有患膝过伸。

治疗师面对患者站立，也把自己的一只足踏在那个球上，并向前、向后、向两侧移动球，患者的足也跟着做这个运动（图9-35）。患者保持躯干与地面垂直，支撑侧的髋关节保持不动，只用健侧腿使球移动。

患者用健侧腿站立，患侧足放在球上。治疗师可能需要帮他把患侧足以放松的姿势放好，不能有足趾屈曲。

治疗师再次向不同方向移动球，患者用患侧腿随同其活动。患者努力让活动无阻力地发生，足放松到能沿着球表面轮廓运动（图9-36 a，b）。必须注意，患者不能用健侧腿内收和骨盆侧移做代偿性活动（图9-37）。

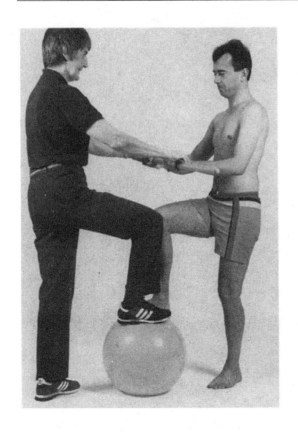

图 9-35　患侧腿站立，健侧足放在球上（左侧偏瘫）。

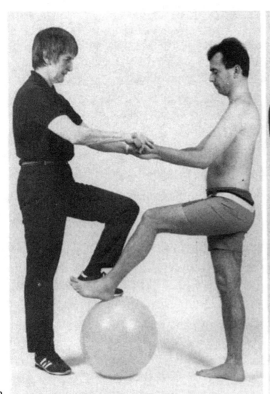

a

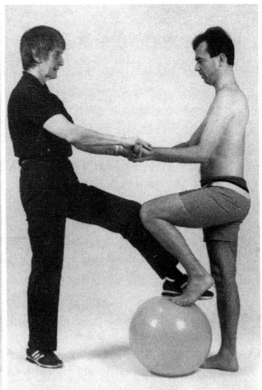

b

图 9-36 a，b　患侧腿伴随球活动（左侧偏瘫）。

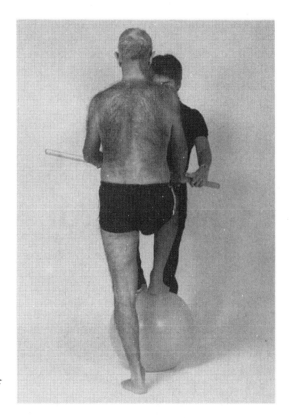

图 9-37 髋内收、骨盆侧移产生代偿性活动（右侧偏瘫）。

无论患者哪一只足放在球上，治疗师都要握住患者抓着体操棒的患侧手，一旦患者失去平衡，她随时准备用另一只手抓住体操棒，以保持他的平衡。如果患者的平衡情况变得不稳定，她应立即把足站回到地上并牢固地稳定住体操棒，以便患者能用体操棒支撑住自己，直至他的双足都站到地面上。

五、结论

只要所选的活动难度不是太大，患者均喜爱用球活动。有些活动可以应用在家庭生活中，因为用球活动可以给他提供控制反馈，提示他活动是否正确地完成。帮助严重残疾患者在家锻炼的亲属也会发现，通过观察球并理解它应该做什么运动，会更容易知道患者的运动是否正确。即使在球上直立坐好并保持球不动这样简单的活动，也是对躯干肌协调性活动的刺激。可以建议患者每天这样在球上坐一段时间，也许是在看喜欢的电视节目或与子孙交谈的时候。

第10章
行走

　　行走是人类所有活动中最具普遍性的活动之一（Murray et al. 1964），并且"行走"一词不仅以各种形式出现在诗文里，还与我们生活的许多方面有着紧密的联系，包括功能性活动和文化活动。行走既提高和丰富了我们的生活内涵，又增加了我们成功和享受生活乐趣的机会，减轻了工作负担。它的意义远远超过了教科书对行走是"以最小能量消耗，沿一定路径通过空间转换重心的过程"的解释（Basmajian 1979），或者经典辞书中的定义：

—行走："足以比跑短的步伐运动的动作。"
—行走："人类或双足动物双腿的交替运动，始终有一只足位于地上。"

简明牛津词典（1985）给出的其他解释，如：

—从一点到另一点的移动，去旅行、散步。
—在公共场所走动，在某一区域或地方生活、移动。
—徒步锻炼、娱乐、消遣。
—结伴而行，年轻男女结伴而行。
—遵循圣经的教义，指导自己的行为。与上帝同行的意思是"过虔诚的生活"，或"与上帝进行心灵上的交流"。

　　而短语"walk of life"却是指各行各业，包括社会地位、阶层、行业、专业或职业。
　　行走还可用于描述一个人步行方式的特点。"通过她优美的步态，女王的爱一目了然"（Dryden，引自简明牛津词典 1985）。
　　显然，行走及其所涵盖的一切内容对人类而言都具有非常特殊的意义，因此行走能力的再训练在康复医疗中居于极其重要的位置。每一个偏瘫患者均渴望恢复行走能力，以及行走对他所意味的一切。学习行走是他能够理解并能勾画出的有意义的目标。

能不用手杖或拐杖行走有很多优点。患者不用健侧手做支撑，健侧手可以腾出来做其他活动。功能性行走或娱乐性行走必须是安全、自动和省力的。这种行走方式要在患者通过练习本书前面章节以及《循序渐进》所描述的活动、达到足够的下肢和躯干控制能力之后，才有可能实现。

一、观察、分析和促进行走——理论上的思考

许多作者已经描述了正常行走或移动的不同方面，有些作者对偏瘫患者的障碍也曾做过分析。阅读他们的著作有助于治疗师理解患者的问题和提高治疗效果（Basmajian 1979; Brooks 1986; Davies 1985; Klein-Vogelbach 1986; Knuttson 1981; Montgomery 1987; Murray et al. 1964; Perry 1969; Saunders et al. 1953）。当观察和促进行走时，行走的基本要素和身体所参与的部位均应考虑在内。

（一）行走节律与步频

正常步态是有节律的和省力的。多数人以每秒 0.91～1.52 米或每分钟 112～120 步的速度行走。每一步行周期的时间，即一只足两次着地之间所用的时间大约为 1 秒。以这种速度行走，"能量消耗"是最小的，当然可以合理地加速。Basmajian（1979）写道："当让一个人行走而无频率限制时，他一般会选择一个固定的速度，这种速度需要的肌肉活动最小。"

辨别行走的节律特征并不难，因为双足着地的力量和声音是一致的。即使转弯时也保持着节律，一只足紧跟另一只足。

（二）步长

右足迈出的距离与左足一致，平均步长大约 78 厘米。老年人步子略小，身材高大者步长大于身材矮小者。双足支撑相相同，大约占一个步行周期的 60%，左腿摆动所用的时间与右腿相同，约占步行周期的 40%。双足均与地面接触，即双腿支撑相只占极短的时间，大约 1/10 秒。

（三）足着地的位置

足向前摆动迈一步，足跟先着地，踝关节背屈。在支撑相终末以拇趾最后离地，摆动相开始。

当足摆动向前着地时，双足与行进平面的关系相对一致，足的长轴与地平面所构成的

角双侧大致相等，是由骨盆和髋关节的旋转引起的。

双足间的距离或称步宽，略小于两髋关节的距离。在 Murray 等的（1964）研究中平均步宽为 0.8 厘米。Klein-Vogelbach（1987）指出，迈步时摆动的腿抬起的高度正好可以避免与对侧的腿碰撞。相对窄的支撑面是重要的，因为如果下肢是平行的，将需要过多的重心侧移，使体重过度移至支撑的下肢上（Saunders et al. 1953）。

（四）膝关节

支撑相的膝关节从不完全伸展也不过度屈曲。当身体前移至支撑的腿上时膝伸展，但仍保持 5°~ 10° 的屈曲，与站立姿势下膝关节的角度一致。在整个步行周期中，膝关节的完全伸展只在摆动相的足跟着地之前产生，以达到需要的步长。

支撑相终末，膝关节迅速屈曲开始摆动相，继之髋关节的屈曲，膝关节在摆动相中期进一步屈曲，使下肢缩短。当下肢适当抬高，膝关节屈曲，像缩短的钟摆一样摆动向前时能节省能量。

在整个步行周期中，髋关节持续向前移动，从来不会向后移动。髋关节无明显的内收或外展，尽管肌肉活动有此作用。摆动相髋关节屈曲只有大约 30°，显而易见，下肢的运动更多的是反应性的，是身体前进的动量引起的结果，而不是腿的主动抬高。一旦髋关节完成屈曲，大约在步行周期的 85% 时，髋关节保持在那个相对位置上，直到足跟着地的步行周期终末。支撑相终末髋关节伸展大约 10°，其幅度大于站立位姿势时的髋关节伸展。

（五）骨盆

步行过程中，骨盆保持相对水平，只有 3° 的前、后倾。骨盆还有轻微的侧倾，因此摆动侧略低于负重侧。一定程度的骨盆旋转与四肢的位置紧密相关，哪一侧的腿摆动向前，哪一侧的骨盆就也向前。Murray 等写得很有趣（1964）："在我们正常人中有些人没有骨盆旋转，这提示我们，它不是正常步态中的必需成分，而是行走中可以利用的方便，也许是姿态的需要。"

（六）躯干

躯干是直立的。"当四肢按顺序移动时，转化为躯干的前移"（Murray et al. 1964）。向前运动的前进平面几乎是恒定的，仅有轻度的上、下波动的位移，但通常不易被察觉。胸段保持直立位，躯干无任何侧屈发生，所以双肩始终保持相对水平。

胸椎旋转幅度小于骨盆旋转幅度，且方向与之相反。右侧胸部与左侧骨盆向前运动，反之亦然。旋转主要发生在下部胸椎和腰椎。

当行走速度小于每分钟 70 步时，无旋转产生（Klein-Vogelbach 1987）。

（七）手臂

以正常步速行走时，依躯干旋转上肢前后交替摆动。右上肢与左下肢向前，反之亦然。当行走速度降到一定程度时，胸部旋转停止，上肢不再摆动。

上肢摆动并不是必要成分。在功能活动过程中，为了稳定地携带物体，如端托盘时上肢的摆动会自动地被抑制。

（八）头部

行走过程中，头没有必要保持屈曲位，但可以旋转或倾斜而不影响步行模式。两眼可以自由向四周看，看着地、天空或两侧。当行走方向改变时，头自发地朝那个方向旋转，似乎是在开始这个活动。

（九）保持平衡

假如行走过程中被绊、被碰或躲闪他人或物体，迅速地向任何方向自动迈步的能力能使我们恢复平衡。假如我们行走的平面是移动的，如在飞机或火车上，我们仍以同样的方式保持平衡。当在不平的地面上行走时，我们调整迈步的方向，防止失去平衡。在自由行走过程中，整个身体都在发生微小的姿势调整，以便在身体重心产生不同的位移时不至于失去平衡。

二、促进行走——实用性的思考

在能帮助患者行走之前，患者必须有足够的伸展下肢的能力。如果在下肢能负重之前就鼓励他行走，虽然可以给予帮助，也将迫使他使用代偿性运动。他或者利用髋关节向后，使膝关节机械性地伸展，或者用力跖屈踝关节使膝关节伸展。这两种运动模式都将导致膝过伸，而膝伸肌并未活动。结果出现一种自我强化的状况，患者习惯了只是锁住膝关节，伸肌痉挛将会加重，特别是足踝跖屈肌痉挛。"如果不加以控制，不适宜的运动控制将会变成高级强化程序"（Bach-y-Rita & Balliet 1987），患者以后再要去克服这种模式将非常困难。准备好支撑相是行走的先决条件，这些活动必须在卧位、坐位、站立位时仔细练习。

（一）鞋

患者赤足练习步态的各个成分，可以直接刺激和观察步行活动。如果患者不能做选择性的踝关节背屈，在促进行走时可以穿上鞋。鞋底会防止他足趾屈曲抓地及摆动相的屈曲，可使行走更容易。相反，患者不穿鞋迈步时，患侧腿可能过于主动地抬高并谨慎地摆动向前。有意识地屈曲和放置腿，会使行走丧失节律性和自动的特性。

图 10-16 和 10-34 中所示的鞋适合行走时足控制不良的患者。

—鞋面对足有良好的支撑，用鞋带、搭扣或尼龙搭扣系紧。

—皮革鞋底使足摆动向前时不抓地。

—高度合适的鞋跟使患者重心前移，并可做蹬离不足的补充。

—鞋跟要覆盖防滑材料。

—鞋跟与鞋底应相对宽大，以提供稳定的基础。

（二）帮助髋伸展

直到患者能用患侧腿持重而不伴有膝过伸，治疗师要用双手扶住患者骨盆，用手作为髋伸肌的辅助，以防止髋关节向后的运动。治疗师将一只手的拇指放在患者股骨头的部位，并引导其向前迈步（图 10-1 a，b），另一只手放在对侧骨盆上。治疗师上肢抵住患者的胸椎部位，以增加他的安全感，并在需要时能为其支撑部分体重。

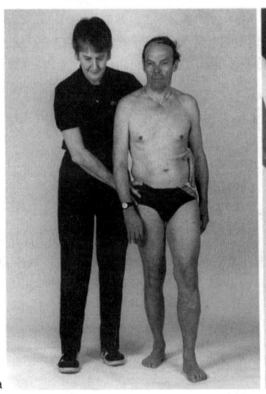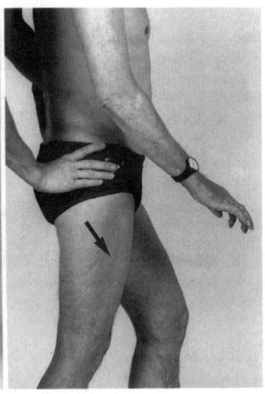

图 10-1 a，b 行走过程中的摆动相和支撑相保持髋向前（右侧偏瘫）。a 治疗师位于患者一侧，一只手防止髋向后运动，另一只手帮助重心转换。b 治疗师将一只手的拇指放在股骨头的部位，协助髋伸展并防止膝过伸。

三、促进倒行

为增加患者在站立或行走时的信心和安全感，患者必须能够在向后倒时重获平衡。在坐下之前，为了使身体对准位置或为了躲开旁人或物体，他还需要有主动向后移动的能力。学好正确地倒行也会改善前行所需的运动成分。

（一）后倾而不迈步

治疗师站在患者背后，一只手放在他的腹部，另一只手抵住他的腰椎。治疗师向后拉患者，并以正确反应模式推他的躯干向前（图10-2）。否则患者倾向于保持躯干完全伸展，并将向后倒。

开始时应缓慢，以较小幅度转移重心，使患者有意识地完成正确运动。治疗师逐步加大患者重心向后移的幅度及速度（图10-3），最终，应在无防备下使他失去平衡，使其自发地进行反应。

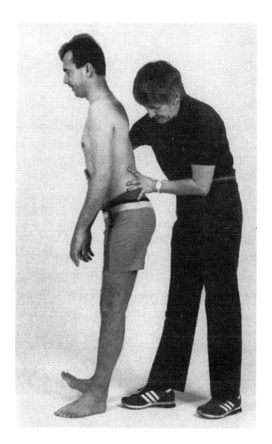

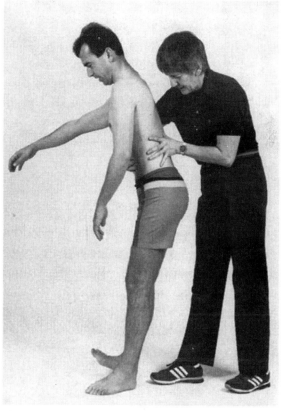

图10-2　指导患者在身体被向后拉时应如何反应（左侧偏瘫）。

图10-3　当重心意外后移时，促进平衡反应（左侧偏瘫）。

（二）向后迈步

要求患者向后迈步时，未经训练的患者总是靠患侧骨盆上提，并用背伸肌以全伸模式向后伸腿（图 10-4）。

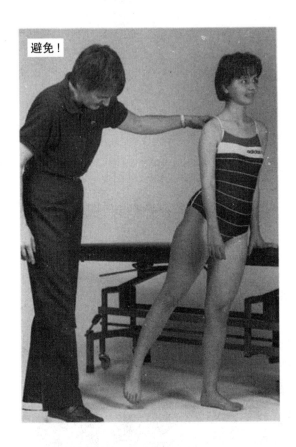

图 10-4　以全伸模式向后迈步。应避免（右侧偏瘫）。

治疗师跪在患者的侧面，以正确的模式活动他的腿。用一只手使患者足趾背伸，另一只手放在其臀部，在腿移动时阻止骨盆上提和后缩（图 10-5 a）。开始时患者健侧靠近桌旁或治疗床旁站立，以便需要时用健侧手支撑。治疗师指导患者不要抵抗腿的活动，让他感觉活动应该如何完成。如果他要主动活动，髋关节的伸展可能引发膝和踝也伸展。屈膝使足向后迈一小步，以避免突然出现全伸模式。当治疗师感觉到向后移动患侧腿不受阻，同时骨盆也无移动时，她可以要求患者随着她的帮助向后迈一小步，然后再逐渐地减少帮助。

当患侧足位于身后时，患者放下足，不要用足蹬地。治疗师告诉他，足跟向内指向健侧腿，以避免伸肌痉挛模式中足内翻的产生（图 10-5 b）。

在练习这个活动时，患者可以尝试不用健侧手扶住治疗床反复进行（图 10-5 c）。

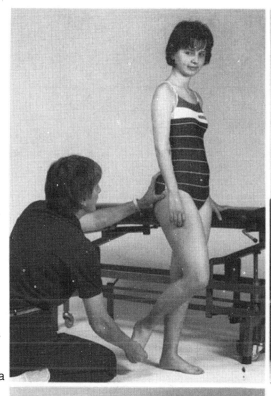
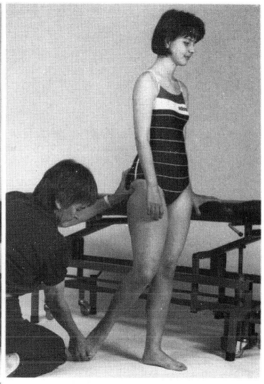
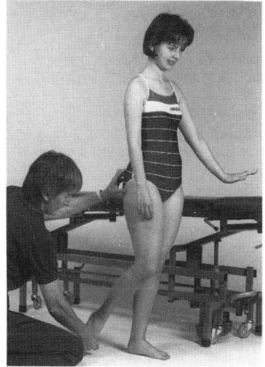

图10-5 a~c 学习向后迈步（右侧偏瘫）。a 在治疗师活动其腿时患者感觉正确运动。b 足保持放松而不蹬地。c 不用健侧手支撑，正确地向后迈步。

　　健侧单腿站立会感觉疲劳，治疗师需要把此活动换成患侧腿负重进行。在患侧腿不做任何活动时，健侧腿向后做膝关节的屈伸活动（图10-6）。

当患者能用患侧腿向后迈一步时，治疗师帮助患侧足跟着地，在健侧腿迈步时，用另一只手协助他保持患侧膝向前（图10-7 a，b）。

把各个运动成分都练习过之后，患者在稍加帮助下进行主动活动，治疗师站在他后面，促进其倒行。

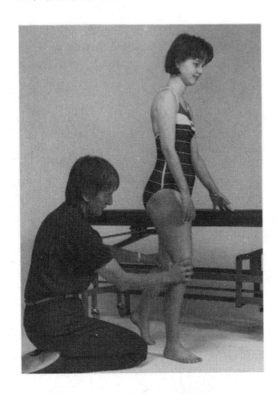

图10-6　患侧腿承受全部体重，给健侧腿提供休息的机会，健侧膝关节有节奏地屈伸（右侧偏瘫）。

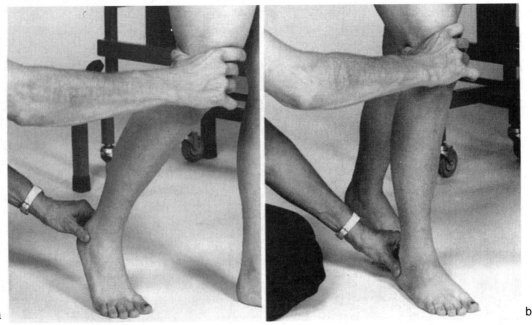

a

b

图10-7 a，b　向后迈步（右侧偏瘫）。a当患侧腿在身后时，治疗师帮助患者放下足跟，不伴有伸膝。b患者健侧腿向后迈一步，并把足放到地上与另一只足平行。

治疗师一只手放在患者腹部，以协助躯干前倾，另一只手放在患侧骨盆后面使它保持水平。治疗师拉患者身体向后，并要求他向后迈步（图 10-8 a，b）。

倒行的速度可逐渐加快，直到治疗师突然向后运动患者时，患者能自动地快速向后迈步。

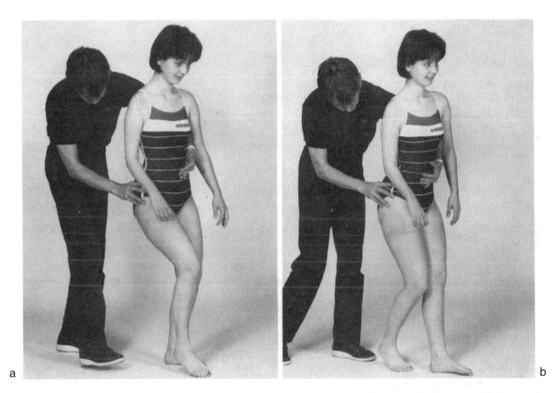

图 10-8 a，b　促进倒行（右侧偏瘫）。a 治疗师防止骨盆回缩。b 当患者足跟下落到地面时保持躯干向前。

四、促进侧行

为了行走的安全而不失去平衡，患者必须能够一只足从另一只足的前方横跨过去，向侧方快速迈步。在行走过程中他需要向侧方迈步以躲开旁人或物体。侧行需要的肌肉活动也会帮助改善步态模式。

（一）向健侧行走

治疗师站在患者的侧面，一手放在患侧髋部，另一只手放在健侧肩部，患者向健侧迈一步，患侧腿跨过去并位于健侧腿的前面，试着把足放正并与健侧足平行。然后再用健侧腿迈一步，并以此方式连续向一个方向行走（图 10-9 a，b）。

　　另一种方法是治疗师另一手放在健侧髋部，用上肢抵住患者的胸部，当患侧腿迈向健侧腿前面时，拉长过度活动的健侧躯干（图 10-10）。

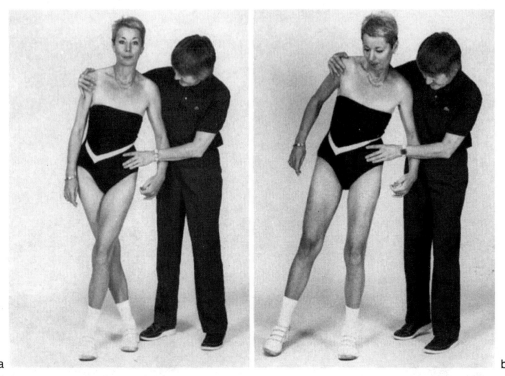

a   b

图 10-9 a，b　学习向健侧迈步（左侧偏瘫）。a 治疗师帮助患者把患侧足平放到地上。b 患者抬起健侧腿时要给予他一定的支撑。

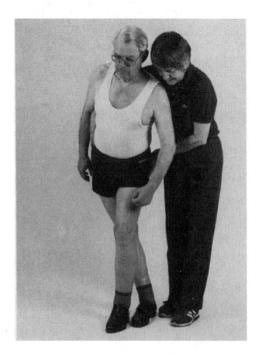

图 10-10　帮助向健侧行，治疗师用上肢拉长过度活动的健侧躯干（左侧偏瘫）。

（二）向患侧行走

治疗师紧挨着患者患侧站立。一只手放在他的腋窝，拉长患侧躯干，另一只手放在对侧骨盆上，治疗师使患者体重侧移至患侧腿上。患者的健侧腿从患侧腿的前面横跨过去。双足要相互平行，在继续侧行时要走一条直线（图 10-11 a~c）。患者为了防止膝过伸的发生，只有把骨盆充分前移超过患侧腿才有可能。

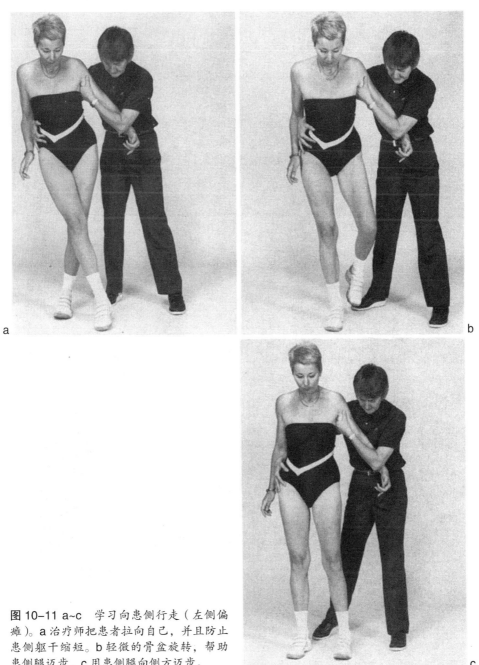

图 10-11 a~c　学习向患侧行走（左侧偏瘫）。a 治疗师把患者拉向自己，并且防止患侧躯干缩短。b 轻微的骨盆旋转，帮助患侧腿迈步。c 用患侧腿向侧方迈步。

许多患者把位于后方的患侧腿向侧方迈步时会有很大困难，因为该运动需要相当大的选择性，即伸髋的同时屈膝。开始时治疗师促进该运动时，可以允许患者用躯干和骨盆后旋来完成这个活动，随着控制能力的改善再逐渐加以限制。

当患者能够控制骨盆和下肢的运动时，治疗师把手放在其肩部帮助他向侧方移动，先向一侧然后再向另一侧（图 10-12 a，b）。开始时应缓慢仔细地进行。

随着患者能力的改善和信心的增强，治疗师减少支撑并加大侧移的运动速度。她轻握住患侧手臂，患者在无提示下跟随快速变换的移动方向，无停顿地完成此活动（图 10-13 a，b）。

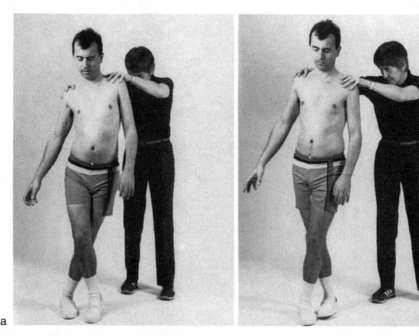

图 10-12 a，b　从肩部促进患者向侧方行走（左侧偏瘫）。a 向患侧。b 向健侧。

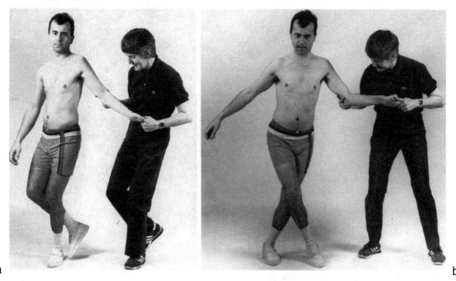

图 10-13 a，b　向意外变换的方向上快速地迈步（左侧偏瘫）。a 向健侧。b 向患侧。

五、促进向前行走

（一）稳定胸部并使躯干向前

许多患者在行走时不能保持胸椎伸展或防止躯干侧屈。他们可能还会使重心过于向后，那样就妨碍了正常的、反应性的摆动相的出现。取而代之的是有意识地提起下肢迈步（图10-14）。

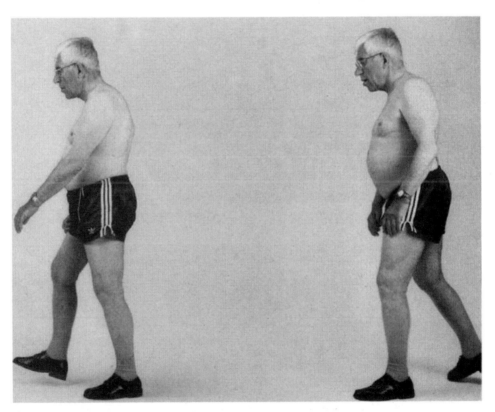

图10-14 当重心太向后时，摆动相更具意识性，而不是反应性（右侧偏瘫）。

治疗师走在患者的侧面，并使他的胸部稳定于伸展位。她一手放在患者的胸部，大约在剑突的位置，另一只放于胸部背面大约同等高度，并且拇指向上（图10-15）。双手稳定地扶住胸部于正确位置，沿着行走平面使胸部同时前移，患者相应地移动下肢。在患者移动时，治疗师也可帮助支撑躯干的部分重量（图10-16）。

当行走速度合适时，治疗师也可用手引导躯干适度旋转。

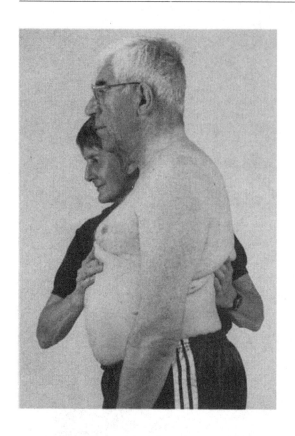

图 10-15 稳定胸椎并帮助支撑部分体重（右侧偏瘫）。

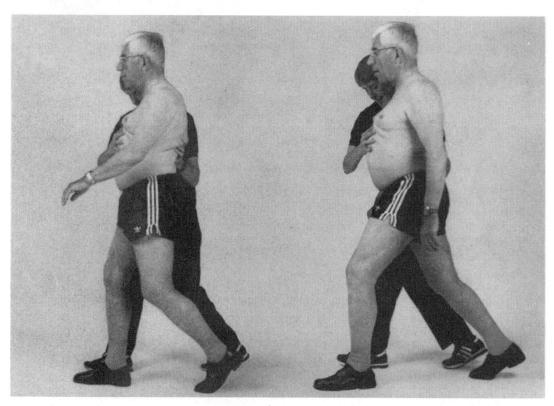

图 10-16 通过增加步长，促进反应性摆动相的产生（与图 10-14 比较，右侧偏瘫）。

（二）要防止躯干侧屈和上肢的联合反应

患者可能很难保持双肩于水平位，患侧肩部下垂，可能还伴有上肢的联合反应，把上肢拉成屈曲痉挛模式（图 10-17）。即使上肢是瘫软的，也同样可以肩下垂。

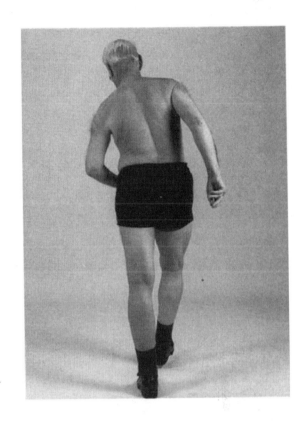

图 10-17　很难保持双肩于水平位，上肢出现屈曲联合反应（左侧偏瘫）。

1. 支撑患侧上肢

治疗师走在患者的侧面，把持偏瘫的上肢前伸至肩屈曲大约 90°。她的手紧靠患者，支撑他的肘关节于伸展位，并把肩关节抬高至正常水平。治疗师的手接近患者肱骨髁处，上臂抵住他的肋骨，施加与患者相反的力来矫正他的胸部姿势，即她外展上肢把患者的胸部向外推。用另一只手保持患者的腕、手伸展，用食指保持他的拇指于外展位（图 10-18 a，b）。

治疗师一手的拇指位于患者手背侧，另一只手于肱骨髁。在和患者有节奏地行走时，引导他重心向前（图 10-19 a，b）。

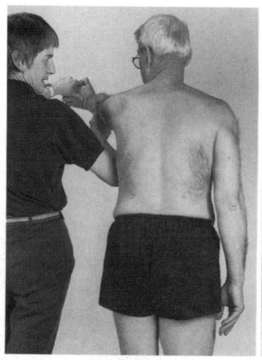
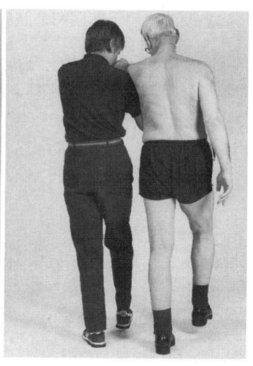

图 10-18 a，b　持患侧上肢于前伸位促进行走（后面观，左侧偏瘫）。a 治疗师抑制肩带下降和上肢与手的痉挛性屈曲。b 治疗师用上臂使患者重心前移并保持胸廓不上提。

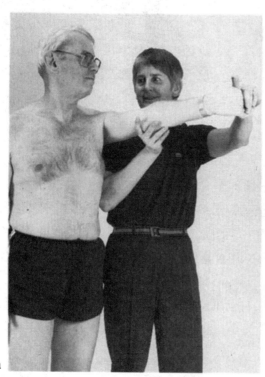
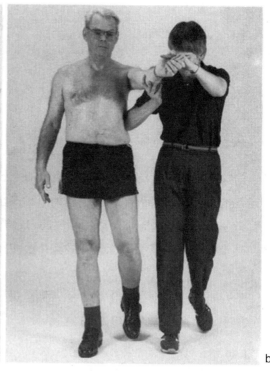

图 10-19 a，b　持患侧上肢于前伸位促进行走（前面观，左侧偏瘫）。a 起始位。b 行走。

2. 抱球

双臂抱一个大球将帮助患者重心向前，加大步长并防止上肢的联合反应。治疗师站在患者前面并面对患者，帮助他用双臂抱住球，双手在球上放平，双肩保持水平。治疗师后退行走，并有节奏地向前轻拉患者（图 10-20 a~c）。一旦步行达到一定节奏，治疗师可通过轻度地向两侧移动球来引导其躯干旋转。

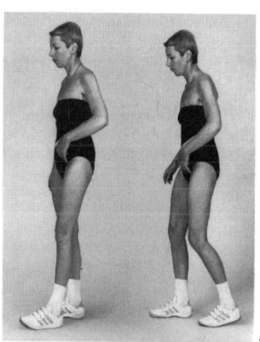

图 10-20 a~c 促进双臂抱球的行走（左侧偏瘫）。a 胸椎稳定性差，患者谨慎迈步，上肢屈肌痉挛加重。b 治疗师轻握患者的手放在球上，并牵拉其重心向前。c 以正常步长轻松迈步。

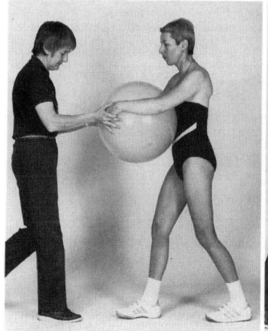

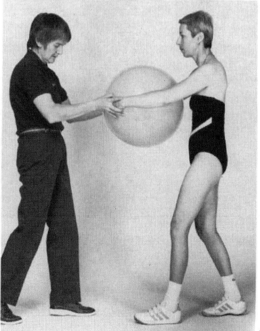

3. 双手握体操棒

如果患者靠伸健侧髋关节，躯干后倾来带动患侧腿向前，将导致步长过短并且上肢倾向于拉成屈曲（图 10-21）。治疗师把一根体操棒放在患者患侧手中，确保其腕关节背屈，并使体操棒抵在治疗师的胸部（图 10-22 a）。体操棒抵在治疗师的身体可保持患者的手指于抓握位。治疗师一只手放在患者的患侧手臂下，保持他的肘关节伸展并使体操棒抵在自己的身体，同时使患侧肩保持水平位。然后患者的另一只手也握住体操棒，这时双臂保持平行，双手分开与肩同宽。治疗师的另一只手握住健侧手臂来确保患者的双肩水平（图 10-22 b）。

治疗师让患者向前倾使体操棒抵在自己的胸部。需要注意的是，不允许患者伸腰椎并向前挺腹，运动轴只通过他的踝关节（图 10-22 c）。

治疗师通过自己感觉到的压力来指导患者达到正确的前倾量。比如，当患者推力过大，可让他减少"两千克"（图 10-23 a）。起始位调整好则可向前走，并保持体操棒的压力持续抵住治疗师胸部（图 10-23 b，c）。如果这种压力无变化，在步行周期的任何时候髋都不会后缩。摆动相和支撑相会自动改善，步长会更正常。患者的重心不再位于正常重心之后，而且也不必为了向前摆动患侧腿而向后移动躯干。

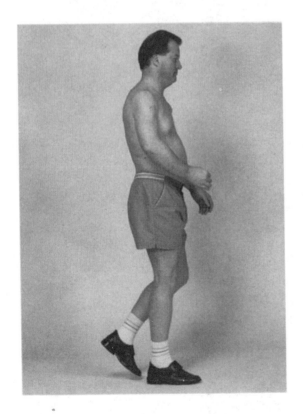

图 10-21　支撑相和摆动相时患者躯干后倾。步长减小，上肢被牵拉成屈曲（右侧偏瘫）。

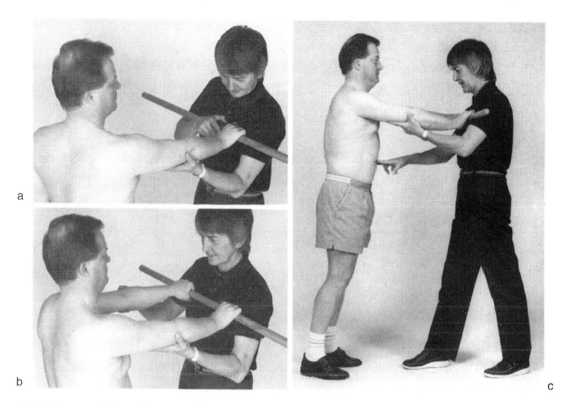

图 10-22 a~c 促进双手握住体操棒的行走，调整起始位（右侧偏瘫）。a 患侧手以腕背屈位握住体操棒。b 双手握住体操棒，双肩水平位，肘伸直。c 身体从踝关节前倾。

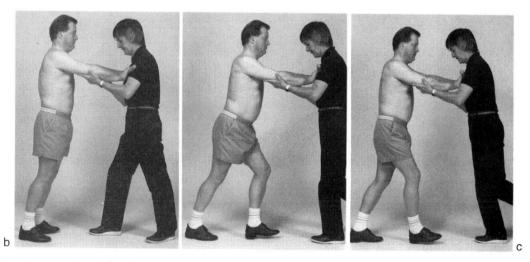

图 10-23 a~c 用体操棒促进行走（右侧偏瘫）。a 达到正确的前倾量。b 体操棒对治疗师的推力保持不变。c 患侧腿摆动向前。

4. 向患者胸部施加压力

在摆动相中患侧腿向前迈步有困难的患者，会用许多不同的代偿运动向前迈步。许多人靠健侧髋的伸展使躯干向后晃动来带动患侧腿向前，或者靠上提患侧髋。有些人靠健侧足的跖屈来给患侧足提供离地的空间，即使穿戴踝背屈支具或矫形鞋也是如此（图10-24）。

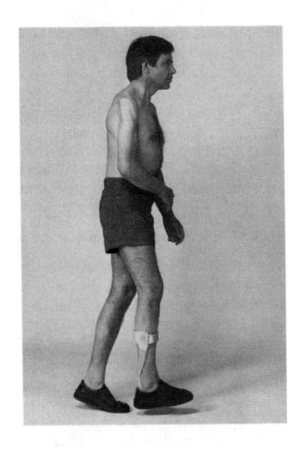

图10-24　尽管穿戴足托，患侧腿向前摆动时健侧足仍跖屈（右侧偏瘫）。

治疗师掌指关节屈曲，用松弛的手指背面抵住患者的胸骨。治疗师保持腕关节于中间位，肘关节伸展，然后要求患者前倾抵抗她的手，并保持躯干成一直线。患者向前运动的支点只位于踝关节（图10-25 a）。

因为患者重心向前，并且腹肌活动，通常患侧腿无须费力向前摆动，他将不再向后仰、提髋和健侧足跖屈（图10-25 b）。

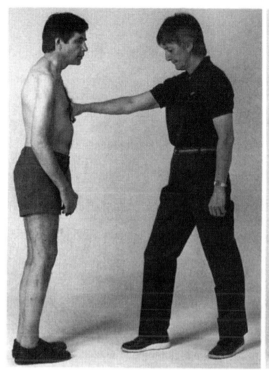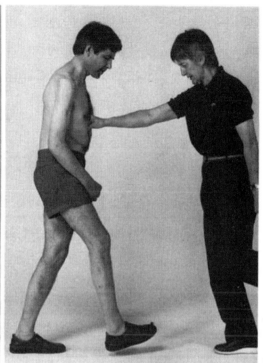

图 10-25 a, b 对胸骨下段施加压力促进行走（右侧偏瘫）。a 患者从踝关节处前倾，治疗师上肢伸直支撑患者。b 不用踝关节支撑，患侧足较容易抬离地面。

（三）应用刺激性和抑制性拍打

加压拍打促进肌群的活动，抑制性拍打抑制异常运动模式，二者都可以促进行走。准确的拍打时机是关键。

1. 髋伸肌的刺激性拍打

可以在支撑相一开始就对髋伸肌群坚实地拍打来刺激髋伸肌的活动，即在足跟着地那一刻或患侧足接触地面之时，否则，在腿开始负重时，其髋将会后凸（图 10-26 a）。

治疗师位于患者的患侧稍靠前，握住患侧手臂向前，手在肘关节下面支撑患者的上肢，并引导患者重心向前，患者的上肢与他的躯干保持成直角。

随着患者行走，在足接触地面时，治疗师另一只手手掌微屈，在患侧臀部给向下、向前的坚实的拍打（图 10-26 b）。她的手与患者臀部接触要实，直至患侧腿开始向前运动。在摆动相她把手向后充分移开，准备下一个支撑相开始时对髋伸肌的刺激。

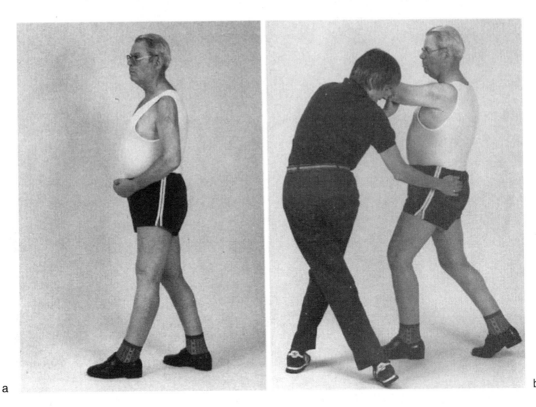

图 10-26 a，b 刺激性拍打，矫正支撑相（左侧偏瘫）。a 支撑相开始时，患者膝过伸。b 治疗师手掌微屈，在足跟着地时在髋伸肌处给向下、向前的坚实的拍打。

2. 下部腹肌的刺激性拍打

促进和启动摆动相，如前所述，可以通过握住患者的上肢于前伸位，治疗师用另一只手的手背，在患侧膝屈曲以开始摆动相的那一刻，快速拍打下腹部，她的手保持与患者接触直至患侧腿开始负重。支撑相时把手移开，准备下一个摆动相的拍打（图 10-27 a~c）。

3. 抑制性拍打

如果在摆动相开始时，患者倾向于提髋或髋后凸（图 10-28 a），治疗师可通过抑制性拍打抑制异常模式。

在患者行走时，治疗师握住患侧上肢于伸肘前伸位来帮助引导重心前移。

治疗师用另一只手掌向下、向前坚实地拍打患者的臀部，正好在提髋或髋后凸前给予抑制，也就是在摆动相将要开始的那一刻（图 10-28 b）。她的手一直放在患者臀部直至患侧腿开始负重，然后把手拿开准备下一次拍打。

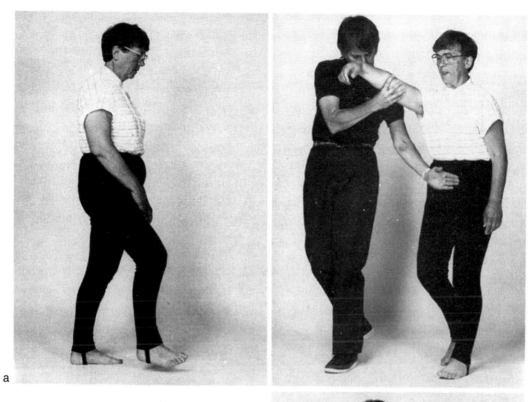

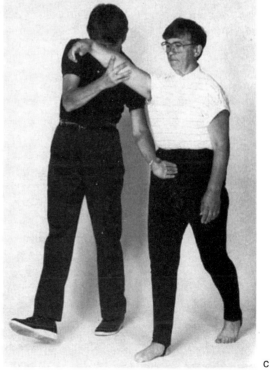

图 10-27 a~c　刺激性拍打改善摆动相。a 患侧腿向前迈步时，下肢以屈肌共同运动模式有意识地向前抬。b 治疗师拍打下部腹肌以启动摆动相。c 手背一直与患者接触直至足跟着地。

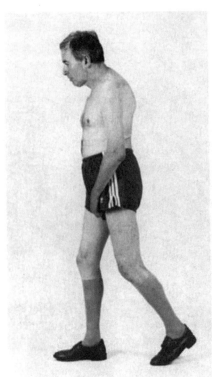
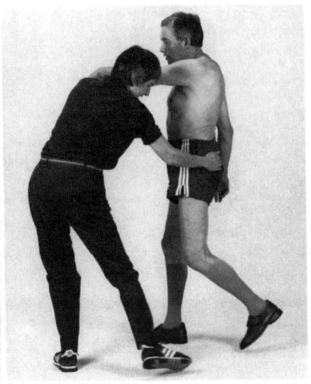

a　　b

图 10-28 a，b　抑制性拍打矫正摆动相起始（左侧偏瘫）。a 准备迈步时，患者提髋并使髋后凸。b 治疗师手掌微屈，向下、向前拍打患者臀部。

（四）促进减小步宽

为代偿躯干控制不良和保持平衡，很多患者以大于正常的步宽步行。步宽的增加需要骨盆作更大的侧移，以便把重心转移至支撑相负重的腿上（Saunders et al. 1953），以致异常使用躯干肌，消耗过多的能量（图 10-29 a）。

1. 沿直线行走

用粉笔、油漆或胶带在地上标出一条线。患者沿此线练习行走，伴髋的外旋，并要求足落地时足弓踏在线上。

治疗师站在患侧促进髋关节运动。一手拇指从后方放在患侧股骨头上，帮助伸髋并外旋。另一只手放在对侧骨盆处，以稳定患者并帮助他把健侧腿正确地在前面放好（图 10-29 b，c）。

当患者行走时能准确地把足踏在线上时，治疗师可用一只手从后面放在胸椎后面，另一只手放在前面剑突处，以稳定胸部（图 10-30 a）。

为帮助胸椎伸展，治疗师可以把手放在患者肩上，拇指放在肩胛骨上，使肩胛内收，以帮助患者克服胸部固定的代偿（图 10-30 b）。

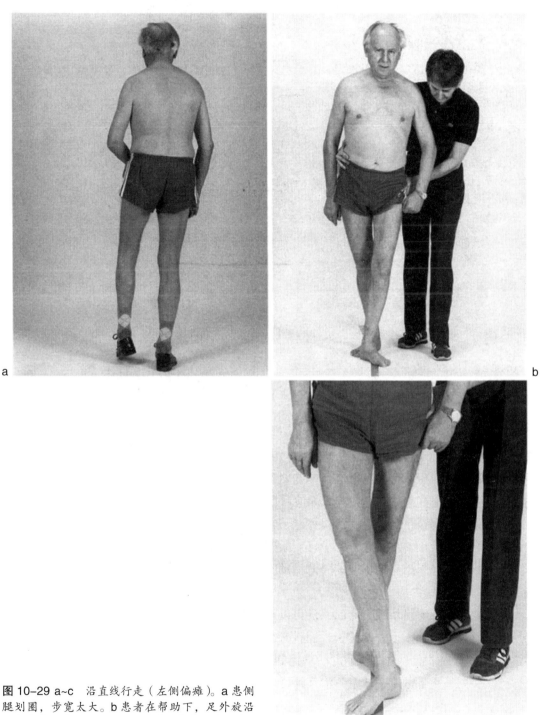

图 10-29 a~c 沿直线行走（左侧偏瘫）。a 患侧腿划圈，步宽太大。b 患者在帮助下，足外旋沿一条直线行走。c 健侧足以同样的角度压线行走。

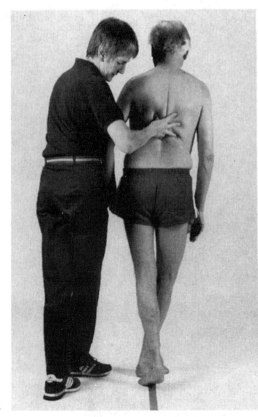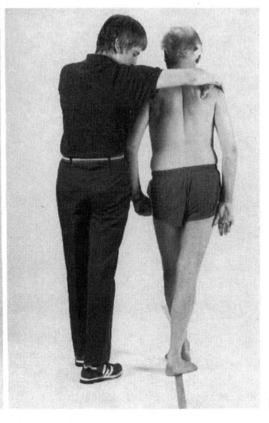

图 10–30 a，b　稳定胸椎沿直线行走（左侧偏瘫）。a 治疗师从前面和后面支撑胸椎。b 矫正肩的位置。

2.　沿木板行走

　　单独行走时，患者会在摆动相终末自动把足过度向外侧放，以加大支撑面（图 10–31 a）。反复使用这种宽支撑面，使其成为他习惯性步行模式的一部分。

　　通过练习沿木板行走，患者可以体验正常步宽，因为木板可以提示他足在前面应该放的位置。除了体验正常步宽之外，也可刺激躯干肌的选择性活动。开始时治疗师可能需要先支撑患侧髋，但当患者的下肢能随意活动时，治疗师可以减少支撑，而只在肩部给予适当协助（图 10–31 b，c）。

　　当患者能平稳地沿木板行走时，还可以双臂抱球行走。抱着球意味着他不再能直接看着足，但可以看到前方远处的木板，而且必须感觉足的位置。这限制了健侧肩和手臂的代偿性运动，靠下部躯干和髋关节的活动控制足在木板上的位置（图 10–32 a，b）。如果患者自己不能把患侧手臂放在球上，治疗师可以帮助他。

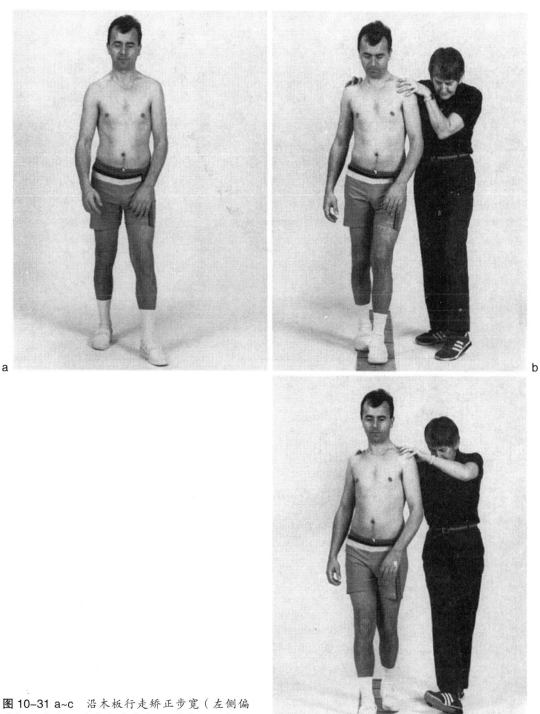

图 10-31 a~c　沿木板行走矫正步宽（左侧偏瘫）。a 患侧足过度向外落地。b 木板给他提示正确落足点。c 健侧足正确向前迈步。

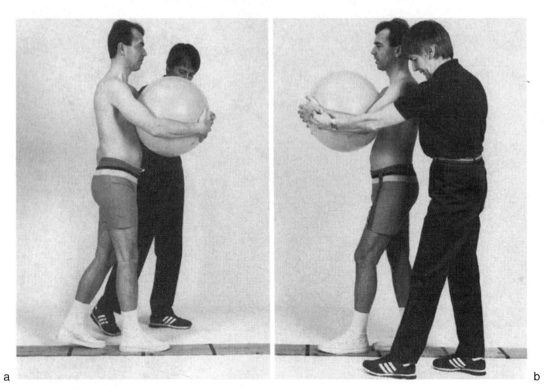

图 10-32 a，b　不靠视觉控制沿木板行走。a 双臂抱球，不低头看足。b 治疗师帮助患侧手放在球上。

（五）重建行走节律

患者往往意识不到他的步行是缺乏节律或是已经改变了节律。在练习行走时为患者提供节奏将有助于练习步行。这些活动还可以帮助重心前移，使行走更具自发性，而无须用心琢磨足的交替向前迈步。有多种原因影响步行节律，常见的是膝过伸，因为它可引起支撑相开始时重心向患侧腿转换时的延迟（图 10-33 a，b）。

1. 踩鼓点行走

患者按着自己敲手鼓的节奏行走，迈一步敲鼓一次。

治疗师帮助患侧手握住前面的鼓，另一只手握住患者拿鼓锤的健侧手，引导他在准确的时候，即当足踏地的那一刻，有节奏地敲鼓。治疗师也可根据需要改变节奏，可快可慢，患者按时迈步（图 10-34 a）。

一旦患者恢复了步行节律，治疗师可允许患者自己敲鼓（图 10-34 b，c）。若患者走几步后失去节律，治疗师可重新握住患者的手，以正确的节奏帮助敲几次。

还可以每迈一步敲两次或三次来增加活动的难度。最后一次落在摆动相终末，足落地之时，如：咚咚锵，咚咚锵。

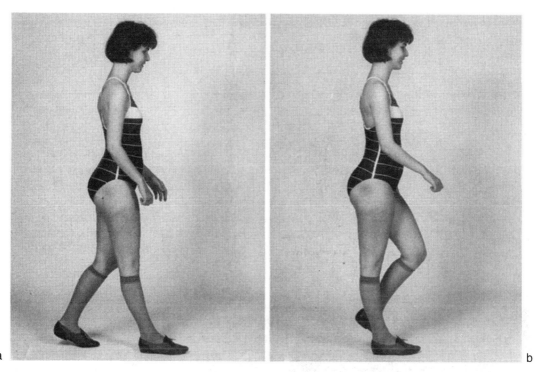

图 10-33 a, b 正常步行节律丧失（右侧偏瘫）。a足跟着地时膝过伸，体重前移延迟。b髋后凸使步行节律改变。

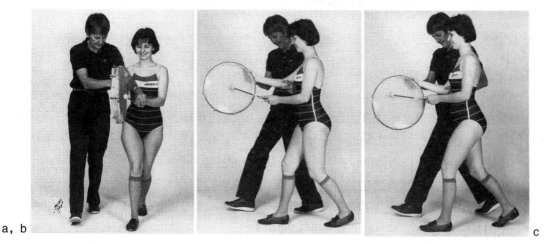

图 10-34 a~c 用手鼓帮助恢复步行节律（右侧偏瘫）。a治疗师帮助患侧手握住手鼓，使健侧手在每次足着地时敲鼓一次。b患者自己有节律地敲鼓。c正常步幅，不伴有膝过伸。

2. 健侧手拍球

患者用健侧手向地上拍球然后再接住。让他掌握球弹跳的时间，正好摆动相终末患侧足着地时球也落地；球弹起来时，健肢向前迈步，足着地时再接住球（图 10-35）。

此活动不仅加强节律，还可使健侧手与对侧足向前运动，而不是保持在固定位置，如外展和伸展位。

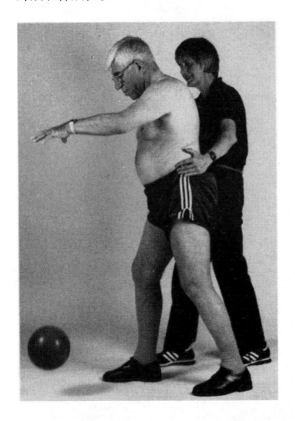

图 10-35　有节律地步行，同时用健侧手拍球与接球（右侧偏瘫）。

3. 双手拍大球

患者双手持一个大球，按固定节律向前走，边走边拍球再接住。患者先在站稳的情况下拍球和接球，治疗师站在侧面，引导他用双手拍球和接球（图 10-36 a~d）。如果治疗师不引导他的健侧手，患者可能试图用健侧手从下方托住球。

患者向前走，迈两步之后治疗师在随后的两步同时握住患者的手拍球，然后再接球，即"迈步—迈步—拍球—接球"而不干扰行走（图 10-37）。拍球着地正好与一足摆动相终末期同步，接球与另一足摆动相终末期同步。

当治疗师引导患者的手行走能与拍球和接球同步时，她可以放开患者的健侧手。患者可先站稳，练习轻而准地拍球和接球，治疗师引导患侧手的正确活动（图 10-38 a）。

然后随着拍球和接球行走（图 10-38 b）。如果患侧手有足够的主动活动，治疗师可逐渐减少对患侧手的帮助。

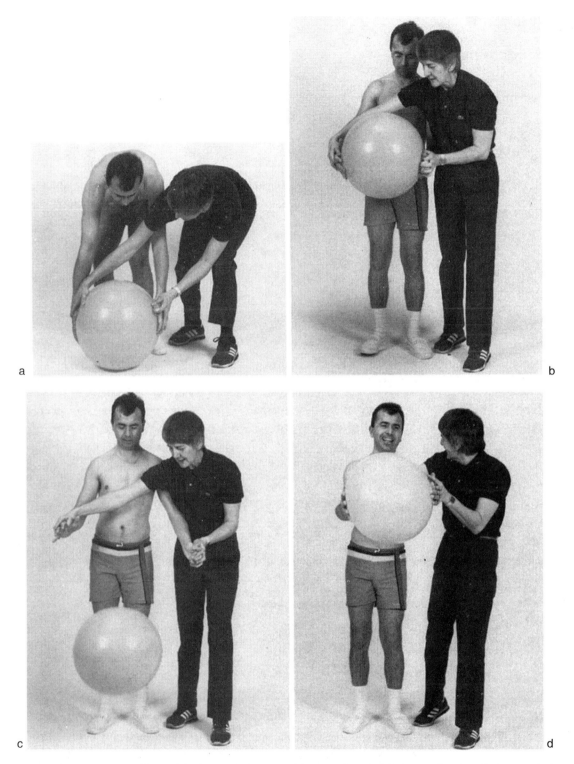

图 10-36 a~d 站立时学习双手拍球，接球（左侧偏瘫）。a 治疗师引导患者用双手从地上捡球。b 注意患者不要把球握得太紧。c 向地上拍球。d 抓住球中间。

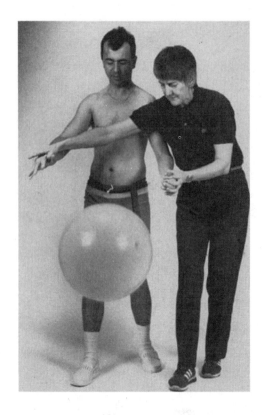

图 10-37　有节律地行走，及时拍球和接球。治疗师
引导双手的活动（左侧偏瘫）。

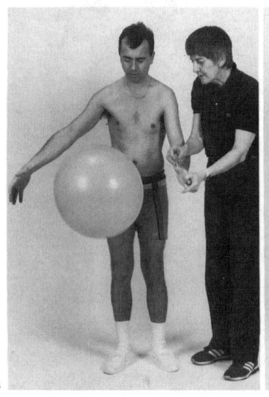

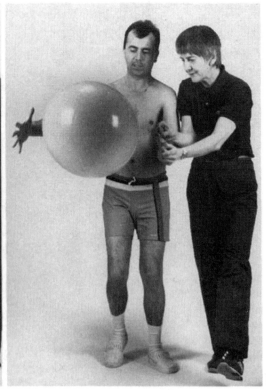

图 10-38 a，b　与拍球同步行走（左侧偏瘫）。a 学习拍球和接球，治疗师只引导患侧手的活动。b
按"迈步—迈步—拍球—接球"的节律行走。

4. 模仿治疗师的步伐

通常患者步长不均等，健侧步长小于患侧步长。上肢屈肌张力增高，并且由于联合反应使得上肢呈僵硬的屈曲位（图 10-39 a）。

治疗师走在患者患侧，自己的手与患侧手交叉握在一起，要求患者准确地模仿其步伐，从时间到步幅都要一致。患者向前迈健侧腿，治疗师摆动患侧的上肢向前，然后随着迈患侧腿，患侧上肢向后摆动（图 10-39 b）。

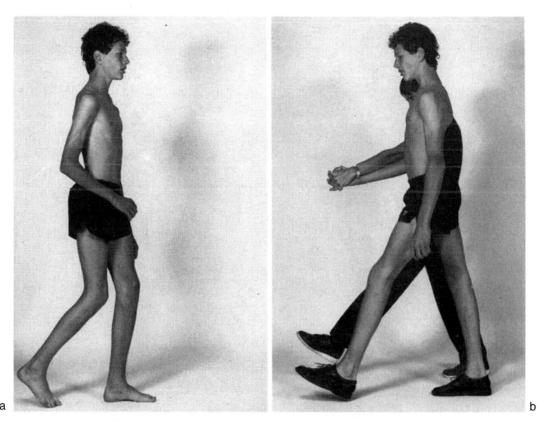

图 10-39 a，b 模仿治疗师的步伐（右侧偏瘫）。a 患者以异常节律行走，健侧足迈一小步着地。b 患者模仿治疗师的姿势并采用她的节律与步长。治疗师握住患侧手并促进其摆动。

（六）踮足走

要达到较正常的步态，帮助患者获得主动的踝关节跖屈是很重要的（Olney et al. 1986，Winter 1983）。许多治疗师回避这种选择性活动的重要原因是他们害怕增加痉挛状态和引发踝阵挛。相反，只要此活动是选择性完成的，主动的跖屈可以抑制踝关节跖屈肌和足趾屈肌的肌张力增高（见图 8-29，8-30 a，8-32 a）。当患者学习足趾步行时，要特别注意膝关节保持在踝关节的前方，而不能以全伸模式造成膝过伸。膝应与踝在一条直线上，而不应有向内或向外侧的偏移。开始时治疗师可能需要跪于患者侧面，帮助控制膝关节的位置，并且防止在练习足趾步行时的趾屈曲。

随后，治疗师可在患者的侧方一起步行，并通过稳定患者胸椎矫正患者的活动，同时一定程度上为其支撑体重（图 10-40）。随着主动跖屈控制能力的改善，患者可以进行交替的踝关节背屈和跖屈的步行，这对患者来说是很困难的。在摆动相终末，患者足跟应着地，随着该足开始负重，他以足趾支撑抬起足跟，而对侧下肢摆动向前，重复进行此顺序。患者以轻快的步伐，支撑相夸张的跖屈步态行走。

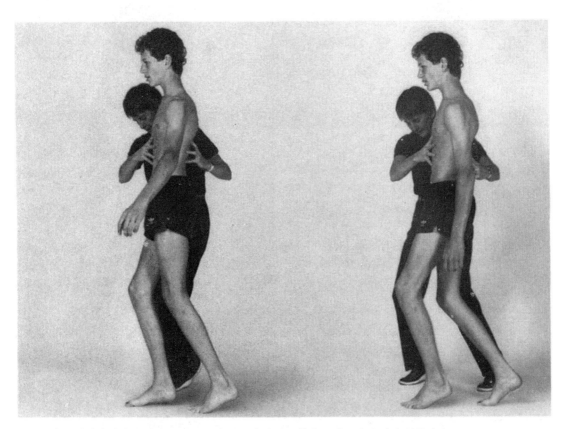

图 10-40 指导患者躯干伸直，用足趾步行，膝稍屈保持在足的正上方（右侧偏瘫）。

（七）行走时头部自由活动

许多患者行走时，倾向于头保持在固定位置，通常是看着前面不远的地面（图 10-41）。为了达到真正的功能步行，患者行走时必须能够自由地活动头部，而不干扰步行节律或改变其方向。

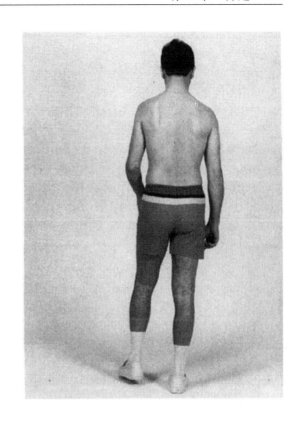

图10-41 患者倾向于头保持于一固定位置，并看着前面的地面（左侧偏瘫）。

1. 扔球与接球

患者向前走，用健侧手把球扔给离他不远、与他平行往前走的人。此时，要求患者看对方的眼睛，然后接住对方扔回来的球。球在二人之间来回传递。尽管头可以旋转，但躯干和足应沿一条直线前行。治疗师在患者患侧走，但略靠后，以免挡住扔过来的球。她的手轻轻放在患者骨盆两侧，只给一点必要的支持。帮助者可以从健侧扔球进行此活动，也可以从患侧扔球进行。步行的节律应保持恒定（图 10-42 a，b）。

2. 敲手鼓

患者边走边敲打治疗师从不同方向伸过来的手鼓（图 10-43 a，b）。他的步行节律、速度和方向保持不变。

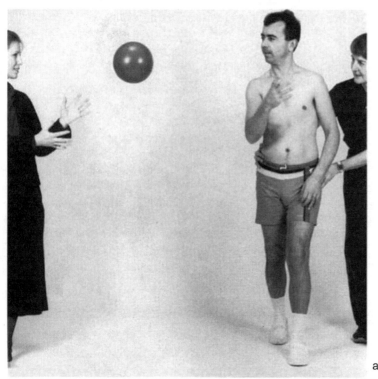

a

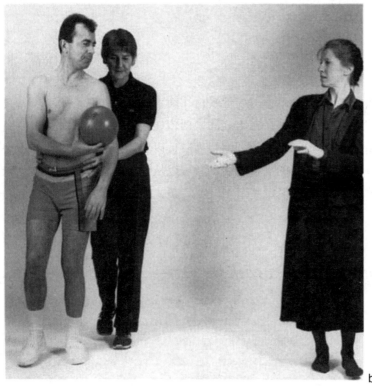

b

图 10-42 a, b 前行，头转向一侧扔球并接球（左侧偏瘫）。a 看着右侧。b 看着左侧。

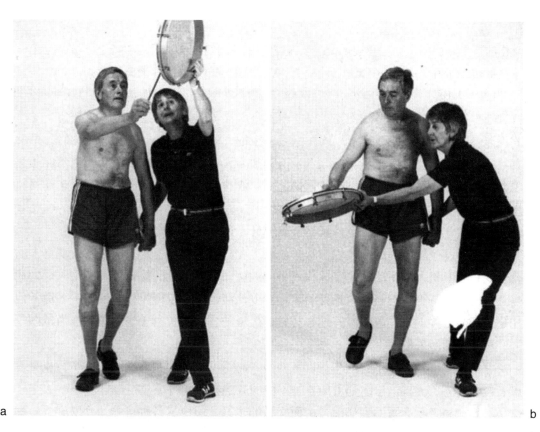

图 10-43 a, b 头部自由活动，而不改变步行的节律、速度或方向（左侧偏瘫）。a 治疗师持手鼓，患者以迈步的节律及时敲手鼓。b 每一步，治疗师都改变手鼓的位置。

六、结论

人类的运动是一个极其复杂的现象（Saunders et al. 1953）。运动如此复杂，以至于试图制造一台由计算机控制的能够行走的机器都受到了制约。而制造一台有六条腿结构的仿昆虫行走的机器成为可能，因为这样的结构不需平衡反应。人们甚至能够设计一台单腿蹦跳的机器（Raibert & Sutherland 1983）。但是，设计用双腿行走，并且具有必要的协调性和平衡反应的程序，仍有明显的问题尚待解决。正常行走"涉及下肢、骨盆和躯干所有关节运动的微小部位和参与的肌肉活动"（Perry 1969）。因此，在有限的治疗时间内，同时刺激许多肌群的活动是最有效的。行走能力不只是能在医院走廊内光洁的地板上，用手杖或拐杖支撑，吃力而缓慢地走几米。

人们行走时可以观赏周围环境、有趣的物体、迷人的景色以及观察他人的活动，与同伴交谈和分享情趣。行走可以是"不需要大脑皮质控制的运动"，并且"运动的模式由中枢模式发生器（CPGs）产生于脊髓，在脊髓中枢控制下以一种灵活的方式产生运动"

（Brooks 1986）。然而，这样的行走可能是无目的或无判断的，缺乏避开障碍物的能力和适应变化的行走路面的能力。重要的是患者要学会在不同的地面上行走并能上下坡。行走活动除了在室内，还可在室外进行。患者还应有在石子路、草地、不平整地面上行走的体验。

开始时，不论在室内或室外，如果有足内翻，只要有一点损伤踝关节的危险，都要用支持绷带绑在鞋外或穿塑料足支撑，以练习本章所描述的活动。足踝部不用任何支撑，患者或许能够慢慢地、小心地行走。而在练习自由地、流畅地行走或边走边拍球时，患者在足着地时不能把注意力放在足的安全上，治疗师因为要帮助他做各种活动，也不能注意他的踝，故需借助踝关节支持物。在任何情况下，活动的目的都是重建自动的行走模式，如果患者总是需要注意和考虑足的位置，将适得其反。然而，一旦他获得了足够的踝关节控制能力，就应穿普通鞋练习行走，而不再应用足托和绷带提供支持。

行走的速度应尽量提高至接近正常。如果患者只能很慢地行走，那么到达他要去的地方就会既费时又费力。主动性与完成任务相应的活动所应消耗的能量直接相关。行走速度太慢还会增加保持平衡的难度。患者的陪伴者或伙伴也会因走得慢而感到沮丧，通常他们会先走，然后再停下来等患者。其结果常常是患者独自行走。由于患者总是极力试图赶上他人，户外活动的乐趣消失殆尽。

治疗师需要仔细分析患者的步行，并与他一起练习克服那些造成困难的步行成分。随着患者控制能力的改善，治疗师可用各种不同的方式促进步行。

虽然偏瘫患者不会再回到病前自由而轻松的步行，但应尽各种可能达到安全、自动地行走，使行走模式、节律、速度等尽量接近正常。获得不紧张的、在人群中不会引起过多注意的行走能力，这是患者和治疗师双方共同努力的康复目标。然而要始终牢记，在运动技能的发展过程中，儿童大约用了七年的时间才达到正常成人的步态（Oknamoto 1973）。按 Kottke（1978）的观点，在六年的时间里要重复三百万步才能达到这个功能水平。期望患者在几个月时间内重新学习如此高度协调性的步行运动，是不现实的。根据患者的残疾程度，可能需要花费几年的时间才能重新自由地、有信心地行走。有些患者在较短时间内就可达到独立行走，但如果康复治疗终止得太早，其步行质量就可能退化。因此，如果要获得并保持最佳结果，康复应是一个持续的过程。

漫漫长路，
无回程。
我们同行时，
何不分担这旅程？

漫漫长路
我们同行，
我视他
犹如亲弟兄。

Neil Diamond

参考文献

1. Adler MK, Curtland C, Brown JR, Acton P (1980) Stroke rehabilitation - is age a determinant? J Am Geriatr Soc 11: 499-503
2. Bach-y-Rita P, Balliet R (1987) Recovery from stroke. In: Duncan P, Badke M (eds) Stroke rehabilitation: the recovery of motor control. Year Book Medical, Chicago, pp 81-82
3. Badke MB, Duncan PW (1983) Patterns of rapid motor responses during postural adjustments when standing in healthy subjects and hemiplegic patients. Phys Ther 63: 13-20
4. Basmajian JW (1979) Muscles alive. Their functions revealed by electromyography, 4th edn. Williams and Wilkins, Baltimore
5. Blair MJ (1986) Examination of the thoracic spine. In: Grieve GP (ed) Modern manual therapy of the vertebral column. Churchill Livingstone, Edinburgh
6. Bobath B (1971) Abnormal postural reflex activity caused by brain lesions. Heinemann, London
7. Bobath B (1978) Adult hemiplegia: evaluation and treatment, 2nd edn. Heinemann, London
8. Bobath K (1971) The normal postural reflex mechanism and its deviation in children with cerebral palsy. (Congress lecture, reprint from Physiotherapy, November 1971, pp 1-11)
9. Bobath K (1980) Neurophysiology, pt 1. Videofilm recorded at the Post-graduate Study Centre, Hermitage, Bad Ragaz
10. Bobath K, Bobath B (1975) Die Behandlung der Hemiplegie der Erwachsenen. Z Kr Gymn 27: 356-360
11. Bobath K, Bobath B (1977) Lectures given in the Medical Centre, Bad Ragaz
12. Bohannon RW, Andrews AW (1987) Relative strength of seven upper extremity muscle groups in hemiparetic stroke patients. J Neuro Rehabil 1 (4): 161-165
13. Brodal A (1973) Self-observations and neuro-anatomical considerations after a stroke. Brain 96: 675-694
14. Bromley J (1976) Tetraplegia and paraplegia, a guide for physiotherapists. Churchill Livingstone, Edinburgh
15. Brooks VB (1986) The neural basis of motor control. Oxford University Press
16. Brunstrom S (1970) Movement therapy in hemiplegia: a neurophysiological approach. Harper and Row, New York
17. Caix M, Outrequin G, Descottes B, Kalfon M, Pouget X (1984) The muscles of the abdominal wall: a new functional approach with anatomo-clinical deductions. Anat Clin 6: 109-116
18. Campbell EJM, Green JH (1953) The expiratory function of the abdominal muscle in man. an electromyographical study. J Physiol (Lond) 120: 409-418
19. Campbell EJM, Green JH (1955) The behaviour of the abdominal muscles and the intra-abdominal pressure during quiet breathing and increased pulmonary ventilation. A study in man. J Physiol (Lond) 127: 423-426
20. Charness A (1986) Stroke/headinjury. Rehabilitation institute of Chicago procedure manual. Aspen, Rockville
21. Davies PM (1985) Steps to follow. A guide to the treatment of adult hemiplegia. Springer, Berlin Heidelberg New York
22. De Troyer A (1983) Mechanical action of the abdominal muscles. Bull Eur Physiopathol Respir 19: 575-581

23. De Troyer A, De Beyl DZ, Thirton M (1981) Function of the respiratory muscles in acute hemiplegia. Am Rev Respir Dis 123: 631-632

24. Dettmann MA, Linder MT, Sepic SB (1987) Relationship among walking performance, postural stability, and functional assessment of the hemiplegic patient. Am J Phys Med 66 (2): 77-90

25. Diamond N (1970) Tap root manuscript. Universal City Records

26. Donisch FW, Basmajian JV (1972) Electromyography of deep muscles in man. Am J Anat 153: 25-36

27. Dvorak J, Dvorak V (1983) Manual medicine, diagnostic. Thieme, Stuttgart

28. Flint MM, Gudgell J (1965) Electromyographic study of abdominal muscular activity during exercise. Am J Phys Med 36: 29-37

29. Fluck DC (1966) Chest movements in hemiplegia. Clin Sci 31: 383-388

30. Fugl-Meyer AR, Griemby G (1984) Respiration in tetraplegia and in hemiplegia: a review. Int Rehabil Med 6: 186-190

31. Fugl-Meyer AR, Linderholm H, Wilson AF (1983) Restrictive ventilatory dysfunction in stroke: its relation to locomotor function. Scand J Rehabil Med [Suppl 9]: 118-124

32. Gelb M (1987) Body learning: an introduction to the Alexander technique. Aurum, London

33. Grieve GP (1979) Mobilisation of the spine, 3rd edn. Churchill Livingstone, Edinburgh

34. Grieve GP (1981) Common vertebral joint problems. Churchill Livingstone, Edinburgh

35. Grieve GP (ed) (1986) Modern manual therapy of the vertebral column. Churchill Livingstone, Edingburgh

36. Haas A, Rusk HA, Pelosof H, Adam JR (1967) Respiratory function in hemiplegic patients. Arch Phys Med Rehabil (April): 174-179

37. Hellebrandt FA (1938) Standing as a geotropic reflex. The mechanism of the asynchronous rotation of motor units. Am J Physiol 121: 471-474

38. Hellebrandt FA, Braun GL (1939) The influence of sex and age in the postural sway of man. Am J Physiol Anthropol 24: 347-360

39. Hellebrandt FA, Tepper RH, Braun GL, Elliott MC (1938) The location of the cardinal anatomical orientation plane passing through the center of weight in young adult women. Am J Physiol 121: 465-470

40. Hellebrandt FA, Brogdon E, Tepper RH (1940) Posture and its cost. Am J Physiol 129: 773-781

41. Hockermann S, Dickstein R, Pinar T (1984) Platform training and postural stability in hemiplegia. Arch Phys Med Rehabil 65: 588-592

42. Kesselring J (1989) Theoretische Grundlagen der Sensomotorik zum Verständnis der Therapie ihrer Störungen. Lecture in Postgraduate Study Center Hermitage, Bad Ragaz

43. Klein-Vogelbach S (1963) Die Stabilisation der Körpermitte und die aktive Widerlagerbildung als Ausgangspunkt einer Bewegungserziehung (unter besonderer Berücksichtigung der Probleme des Hemiplegikers). Krankengymnastik 5: 1-9 (Offprint)

44. Klein-Vogelbach S (1990) Ballgymnastik zur funktionellen Bewegungslehre. Analysen und Rezepte, 3rd edn. Springer, Berlin Heidelberg New York (Rehabilitation und Prävention, vol 1)

45. Klein-Vogelbach S (1986) Therapeutische Übungen zur funktionellen Bewegungslehre. Analysen und Rezepte, 2nd edn. Springer, Berlin Heidelberg New York (Rehabilitation und Prävention, vol 4)

46. Klein-Vogelbach S (1987) Functional kinetics. Lecture for the 3rd IBITAH-meeting in the Postgraduate Study Centre Hermitage, Bad Ragaz

47. Knott M, Voss DE (1960) Proprioceptive neuromuscular facilitation. Harper, New York

48. Knuttson E (1981) Gait control in hemiparesis. Scand J Rehabil Med 13: 101-108

49. Knuttson E, Richards C (1979) Different types of disturbed motor control in gait of hemiplegic patients. Brain 102: 405-430

50. Kolb LC, Kleyntyens F (1937) A clinical study of the respiratory movements in hemiplegia. Brain 60: 259-274

51. Korczyn AD, Leibowitz U, Bendermann J (1969a) Involvement of the diaphragm in hemiplegia. Neurology 19: 97-100

52. Korczyn AD, Hermann G, Don R (1969b) Diaphragmatic involvement in hemiplegia and hemiparesis. J Neurol Neurosurg Psychiat 32: 588–590

53. Kottke FJ (1975a) Reflex patterns initiated by the secondary sensory fiber endings of muscle spindels: a proposal. Arch Phys Med Rehabil 56: 1–7

54. Kottke FJ (1975b) Neurophysiologic therapy for stroke. In: Licht S (ed) Stroke and its rehabilitation. Licht, New Haven, pp 256–324

55. Kottke FJ, Halpern D, Easton JKM, Ozel AT, Burrill CAV (1978) The training of coordination. Arch Phys Med Rehabil 59: 567–572

56. Kottke FJ (ed) (1982a) The neurophysiology of motor function. Saunders, Philadelphia, pp 218–252 (Krusen's handbook of physical medicine and rehabilitation)

57. Kottke FJ (ed) (1982b) Therapeutic exercise to develop neuromuscular coordination. Saunders, Philadelphia, pp 403–426 (Krusen's handbook of physical medicine and rehabilitation)

58. Luce MY, Bruce H, Culver MD (1982) Respiratory muscle function in health and disease. Chest 81: 82–90

59. Mahoney FI, Barthel DW (1965) Functional evaluation: the Barthel index. Maryland State Med J (February): 61–65

60. Maitland GD (1986) Vertebral manipulation. Butterworths, London

61. Middendorf J (1987) Der erfahrbare Atem. Junfermann, Paderborn

62. Mohr JD (1984–1987) Lectures given during courses on the assessment and treatment of adult patients with hemiplegia: Post Graduate Study Centre Hermitage, Bad Ragaz

63. Montgomery J (1987) Assessment and treatment of locomotor deficits. In: Duncan PW, Badke MB (eds) Stroke rehabilitation: the recovery of motor control. Year Book Medical, Chicago

64. Murphy J, Koepke GD, Smith EM, Dickinson AA (1959) Sequence of action of the diaphragm and intercostal muscles during respiration. II: Expiration. Arch Phys Med 40: 337–342

65. Murray PM, Drought AB, Kory RC (1964) Walking patterns in normal men. Bone Joint Surg 46: 335–345

66. Murray PM, Seireg AA, Sepic SB (1975) Normal postural stability and steadiness: quantitative assessment. Bone Joint Surg 57: 510–516

67. Okamoto T (1973) Electromyographic study of the learning process of walking in 1- and 2 year-old infants. Medicine and Sport 8 (Biomechanics III): 328–333

68. Olney SJ, Monga TN, Costigan PC (1986) Mechanical energy of walking of stroke patients. Arch Phys Med Rehabil 67: 92–98

69. Pauly JE, Steele RW (1966) Electromyographic analysis of back exercises for paraplegic patients. Arch Phys Med 47: 730–736

70. Perkins WH, Kent RD (1986) Textbook of functional anatomy of speach, language and hearing. Taylor and Francis, London

71. Perry J (1969) The mechanics of walking in hemiplegia. Clin Orthop 63: 23–31

72. Platzer W (1984) Bewegungsapparat. Thieme, Stuttgart, p 84 (Taschenbuch der Anatomie, vol 1)

73. Raibert MH, Sutherland IE (1983) Maschinen zu Fuss. Spektrum der Wissenschaft 3: 30–40

74. Rolf HFG, Bressel G, Holland B, Rodatz U (1973) Physiotherapie bei querschnittgelähmten Patienten. Kohlhammer, Stuttgart

75. Saunders M, Inman VT, Eberhart HD (1953) The major determinants in normal and pathological gait. Bone Joint Surg 35: 543–557

76. Schultz AB (1982) Low back pain. Biomechanics of the spine. Proceedings of the international symposium organised by the back pain association, held in London, October

77. Schultz AB, Benson DR, Hirsch C (1974) Force-deformation properties of human ribs. Biomechanics 7: 303–309

78. Sharp JT (1980) Respiratory muscles: a review of old and newer concepts. Lung 157: 185–199

79. Sherrington C (1947) The integrative action of the nervous system, 2nd edn. Yale University Press, New Haven

80. Spaltenholz W (1901) Handbuch der Anatomie des Menschen. Hirzel, Stuttgart, p 277

81. Steindler A (1955) Kinesiology of the human body under normal and pathological conditions. Thomas, Springfield

82. Truswell AS (1986) ABC of nutrition. Br Med J, London
83. Wade T, Langton Hewer R (1987) Functional abilities after stroke: measurement, natural history and prognosis. J Neurol Neurosurg Psychiat 50: 177–182
84. Williams PL, Warwick R (1980) Gray's anatomy, 36th edn. Churchill Linvingstone, Edinburgh
85. Winter DA (1983) Energy generation and absorption at the ankle and knee during fast, natural and slow cadences. Clin Orthop 175: 147–154
86. Wright S (1945) Applied physiology. Oxford University Press, Oxford

图书在版编目（CIP）数据

不偏不倚：成人偏瘫康复治疗的选择性躯干活动设计/（瑞士）帕特里夏·M. 戴维斯（Patricia M. Davies）著；魏国荣，汪洁主译. --2 版. --北京：华夏出版社有限公司，2022.10

书名原文：Right in the Middle: Selective Trunk Activity in the Treatment of Adult Hemiplegia

ISBN 978-7-5222-0366-9

Ⅰ. ①不… Ⅱ. ①帕… ②魏… ③汪… Ⅲ. ①偏瘫－康复训练 Ⅳ. ①R742.309

中国版本图书馆 CIP 数据核字（2022）第 115135 号

Translation from English language edition: Right in the Middle
by Patricia M.Davies
Copyright © 1990 Springer Berlin Heidelberg
Springer Berlin Heidelberg is a part of Springer Science +Business Media
All Rights Reserved.

不偏不倚：成人偏瘫康复治疗的选择性躯干活动设计

作　　者	［瑞士］帕特里夏·M. 戴维斯
译　　者	魏国荣　汪　洁
责任编辑	张冬爽　张晓瑜
责任印制	顾瑞清

出版发行	华夏出版社有限公司
经　　销	新华书店
印　　刷	三河市少明印务有限公司
装　　订	三河市少明印务有限公司
版　　次	2022 年 10 月北京第 2 版　　2022 年 10 月北京第 1 次印刷
开　　本	889×1194　1/16 开
印　　张	16.25
字　　数	366 千字
定　　价	89.80 元

华夏出版社有限公司　　地址：北京市东直门外香河园北里 4 号　　邮编：100028
网址：www.hxph.com.cn　　电话：（010）64663331（转）

若发现本版图书有印装质量问题，请与我社营销中心联系调换。